意識障害を診わける

原田憲一

金剛出版

初心の精神科医、これから少し患者さんの心理面にもレパートリーを拡げてみようとひそかにお考えのドクター、そして、臨床心理学者、ケースワーカー、ナース。そういった方々のための副読本、いや、より正確には副々読本的な書物を、というのが本叢書のねらいである。

選ばれたテーマは大きくわけて二種あり、一つは、教科書やモノグラフで肩ひじ張って論じにくいが、しかし臨床では陰に陽に必要とされているはずの微妙な診療テクニック。今一つは、これからの精神科医たちに必ずや要求されるであろう新しい領分。この二つである。

できるだけ実際的に、つまり明日からの診療に何らかの活力源たりうるように。そしてまた、ごく気楽に、読みながしていただけるように、執筆者各位にはそういう配慮をお願いしてある。

なお初心の方のみならず、教育にご関心のある方のお目にとまり、ご高評をたまわることができれば、無上の光栄と考える。

（昭和五十五年四月）

発刊後十五年がすぎたので、この度小修正を加え改訂版とする。

（平成九年一月）

改訂のことば

本書が出てから十六年間、誤字、脱字の修正以外は手を加えずにきた。今回新しく書き改めてはという気持で取り組みはじめたのだが、作業をはじめてみて考えを変えてしまった。十六年前に渾身の力をふるって書いたこの書を書き直したとして、果してこれより良くなるかどうか自信がなくなったからである。

この領域で私自身にもまた学界にも、色を塗りかえるような新しい進展がなかったことは、私自身の努力不足としても反省しなければならないのだろう。結局、原本をそのまま残し、極くわずかの補遺を加えるに止まった。

改訂版というには適当ではないかもしれないが、読者にお許しを願いたいと思う。

平成九年二月

著　者

まえがき

臨床にたずさわっている若い精神科医、神経科医に、少しでもお役にたてばと思いながら本書を書いた。

意識障害が問題になる領域は、今日の臨床精神医学全体の中では、それほど大きいわけではない。しかし精神病院の片隅に、意識障害の人達がその自己主張のないままに、医師の関心もうけず、ひっそりと横たわっている光景は、私の脳裡から消えない。さらにおそらく今後、精神科救急医療や老人精神医療の場面が拡大するにつれて、意識障害のもつ重要性は増大するであろう。

「意識障害を診わける」というこの書の主題に則していえば、中心となるのは第二章と第四章である。一般に精神症状の把握には、外面からの（対者としての）理解と、それを体験している病者自身の心の内側からの（主体的なものとしての）理解が必要である。それによって、症状の把握、診断がより正確になるはずである。意識障害についても例外ではない。この二つの視点を何とか明確にしようと第二章を書いた。意識障害を、私たち誰でもが熟知している睡眠、夢と比較したのは、そのような下心からである。第三章はいわずもがなの教科書的記述であり、多くの他書でも取り扱われているから、とばして下さってかまわない。第四章には、私達が臨床で実際にしばしば遭遇する困難を正直に書いた。診断すること、つまり事実を知ることのむずかしさを痛感しつつ筆をすすめた。

ご批判いただければ幸いである。

本書ができ上るまでにいただいた、笠原嘉 名古屋大学教授、山下格 北海道大学教授の温かいご激励と、診療新社編集部の方々のご協力に感謝する。

昭和五十五年二月

著　者

目次

第一章　病者と向かい合って、あるいはその傍《かたわ》らで

(一)　予断をもたないこと

私が外来で、あるいは往診先で、あるいは病室で、一人の患者と初めて相向かう時、診察がはじまる。その時私達は、病者の精神的問題についてあらかじめ何がしかのことを知っている場合もあるし、全く知らない場合もある。たとえば外来に患者が一人でやってきて私達と向き合う時、私達は全く白紙の状態にある。「どうしたのですか?」という質問からはじめるより仕方ない。もちろん診察室に入ってくる時の様子、私達の前に来て椅子に座る時の態度などから乏しいながらすでにいくつかの情報を得ることができる。しかし、ともかく患者の精神の状態について情報を集めるのはこれからである。

それに対して、診察を依頼されて病人の家あるいは病室へいき、そこで患者と対面するような場合には、その依頼の時点で何がしかの情報を得ているのがふつうである。それによって私達はある程度の心づもり――つまり患者の精神的問題についてある程度の予想をたてることができる。たとえ不十分でもあらかじめ情報を知っている方が初対面時に向けて心づもりができるから有利にちがいない――と考えられがちである。しかし、必ずしもそうではない。むしろその不十分な情報によって誤った予断をつくりあげてしまって、その後の正しい情報収集が歪められてしまうことの方が多いくらいである。

当然事前の心づもりは病者との直接の面接によって変更されるべきである。この変更をいかに柔軟にできるかどうかが、臨床医にとって大事である。予想が予断になり、事実を目前にしても修正できないと大きな誤ちを冒すことになる。予想はあくまで予想であって、事実を前にしていつでも変更できるだけの覚悟をしておかなくてはいけない。しかし、それがいうは易くしてなかなかできにくいのである。

私自身、そのことを最も端的に経験するのは学生の外来実習指導の時である。学生が新来患者の予診をとり私に報告する。そしてそのあと私が患者と向き合う。その後の診察で私の情報のとり方、患者の精神症状の把握は、時にとんでもなく廻り道を余儀なくされる。私が初めから自分一人でその患者と向き合って診察をはじめた場合に比べて、その的のはずれ方、焦点の見えなさ加減はしばしばずっと大きい。そのはずれ方に気付いて、軌道修正するのに大分長い時間がかかる。このことは、あらかじめの情報がいかに私達に予断をあたえるか、その予断がいかに私達の思考の柔軟性を縛るかを示している。

　精神状態を正しく把握するためには、病者と直接会う以前の他からの情報は、むしろ少ない方がよいとさえいえる。その方が素直に病者の心の状態がみえる。といっても、他からの依頼によって私達と病者の対面が仲介される場合が現実には多いわけだし、その際には多かれ少なかれ情報が事前に知らされることになる。忘れろといっても詮ないとすれば、要は事前情報を意識的に過少評価することをすすめたい。誤解しないでほしいが、病者の精神状態の把握に周囲の人達からの情報が無用だといっているのではない。周囲の人からの情報が情報としての価値をより多く持つためには、私達が病者をある程度識ったあとで、周囲の人達から私達自身によって聞き出される必要がある。病者との初めての対面をすませ、多かれ少なかれ病者から直接私達が彼の精神的問題について知りとった上で、次に私達が周囲の人達から話をきけば、私達は病者に則したフィルターで彼等の情報を選別できる。

(二) 器質性精神病像と非器質性精神病像の区分

ともあれ、私達は病者と対面する。繰り返すが、その時私達は予断を持ってはいけない。

病者の、精神的問題の性質を私達が知ろうとする時、それが意識障害や認知症などいわゆる器質性精神症状群に属するものなのか、あるいは純粋に心理学的水準の困難や苦悩なのかを最初に区分けすることは大切である。この二大別については多くの議論があり理論的に明瞭に割り切れない部分が少なからずあるけれども、臨床の実際では今日なお有用で、かつ実行可能な区分である。前者は、そもそも人間らしい精神の活動がおこなわれるのに必要な舞台装置の故障であり、後者では舞台装置にとりたてて問題はないのにそこで演じられる芝居がどうもうまくいっていない。この二つの種類を見分けることが、精神科医の仕事として最初におこなわれるべきものである。精神科医はこの見分けを、時には面接の最初の二、三回の会話ですでに終了する。大抵の場合はそのように簡単にすむ。しかし常にそうはいかない。自覚的にその点を考えながら診療をすすめないと大きな誤りに陥ることもある。この二つの区分のどちらにまちがえても、病者への治療的対応が誤ることになり、病者に大きなマイナスを与えることになる。

今述べた二つの区分を、ではどのようにしておこなうか。特別のことはない。ここでも精神医学的診察の原則がそのままあてはまる。病者の言葉に耳を傾けること、全身を耳にして病者のいうことをきくこと——それだけである。もっとも、言葉を持たないあるいは会話することのできない状態、たとえば乳児や強い脳損傷のある人の場合にはそうはできない。その場合には言葉に代るもの、表情や手足の動きや行動をじっと見つめ、その意味を全霊をこめて理解しようとすべきである。病者の話す言葉をきき、その意味を理解しようと一心になること、いうことが理解できないなら、理解できるまで問い返すこと、そして何をいいたいのか考えること。その努力をどれだけおこなうかによって、器質性精神症状がどれくらい正しくつかめるかどうかが決まる。

このように書くと、「そういう診察は神経症や統合失調症の時の面接法であり、精神療法ではないか」という異議が出されよう。その通りであり、かつそれだけではないのである。精神科診療の最初に、病者の精神的困難が器質性由来のものであるか、それとも神経症や統合失調症性のものであるかをまずもって大きく二大別する時にも、絶対に必要な診察方法なのである。その病者の持つ精神的困難が、器質性精神症状群に属するものかそうでないかを知るために、病者のいう言葉に全力をしぼって耳を傾ける必要がある。器質性精神症状の徴候は、著明な場合はそれほど努力せずとも誰にでも把握できるが、軽い場合には結局のところ会話の中で患者の思考のあり方、注意の程度、感情の動きなどをみていくより仕方ない。私達との会話において、私達の質問をどれだけ理解し、それについてどれだけ正しく思考をめぐらし、そしてどんな感情反応を伴いながら私達に答えてくれるか――をじっとみることによって、患者の精神機能を知ることができる。

三　一つの現象の多重の意味

全身を耳にして病者の言葉をきけ、と言ったのは、何も病者の声が小さくてもききおとさないようにせよという物理的条件を言ったのではない。患者の一つの答えの中に幾重もの所見が含まれているから、それをききおとさないよう、みおとさないようにせよというのである。より正しくいうなら、全身を耳と眼にして病者の言葉をきき、病者の動きをみよ、病者の心をみよ――ということである。病者をよくみること、病者の相槌一つ、眼のうごき一つをも見逃さないようにすることが大事である。初めて患者と対面して、「どうしたのですか?」と質問する。それに対して相手は様々に答えてくれる。その答えの言葉と答える時の表情や物腰などの中に、その患者の知能や記憶や思考の緻密さや感情や意欲状態など、数多くの精神機能が映し出されている。もちろん、患者の心の苦悩の内容が中心的であり第一義的であることはいうまでもない。本格的な精神療法段階に入ってしまえば、この中心的な苦悩の内容こそ肝心でありそれだけに主として敏感であればよいわけだが、そのような精神療法的段階に入るためにも、はじめの間には今述べた多重の観察が不可欠である。

「どんな風に具合がわるいのですか?」という質問に対して、患者がどう答えてくれるか。答える時の喋り方、表情、姿勢などが何かを表現している。苦悶や不安をあらわしていることもあるし、案外屈託なくノンキそうに答えることもある。喋り方、応待の仕方から、感情や意欲の状態が大まかに推定できる。答えの内容からはさらに多くのことがわかる。どのくらいまとまって話せるか、適当な詳しさで答えられるか、どのくらい自分の苦悩を自覚しているのかといった点には、その人のもともとの知能や現在の思考能力が当然反映する。会話の中でどんな単語を使うか、説明する時どんな比較や比喩を混じえるか、などはさらに知能を詳しく知る材料になる。もちろん、具合のわるいのはどこかという最も肝心な情報がそこにあるのはいうまでもない。「いつ頃からわるいのか?」ときいて、患者がどう答えてくれるか。自分の病気についての病者の報告から、記憶に関する情報がたくさんとれる。古いことをよく憶えているか、最近のことも同じように記憶しているかなど。

一つの質問とそれに対する答の組み合せから、より多くの情報を同時にキャッチするように自己を鍛えねばならない。結局そうすることによって、次の質問がより正当な質をもつことになり、したがってそこで答えられた内容からよりよい情報を得ることができる。つまり良い診察になる。病者と向かい合って言葉を交わし、そこから同時に多重の情報をとること、そして面接の初期にはその多重の情報を偏りなくみはるかすことが、器質性精神症状群をみつける上で大切である。多重の情報をすべて大事に点検し、そのうちのどれか一つについて、おや? と不審に思ったら、そこをさらに丁寧にしらべる。この努力は、常にそれとして意識的にやっているとかなり急速に身についた技術になる。この自覚を持つよう、一、二回注意を与えて学生の実習をみていると、敏感な学生は一、二週間の実習で、病者の示す一つの現象から多重の情報をとることに急速に上達する。その努力を繰り返すことで、初診時にその患者が器質性精神症状群を持っているかどうか判断する能力を持つようになる。

このような診察をするには、当然診察者の方の鋭い精神的活動が不可欠である。非常なエネルギーと、澄んだ感覚機能、認知機能が求められる。寝不足の翌朝とか、二日酔いの午前中など病者を敏感な精度でみられなくなる。外科医が手術日の前日に摂生するように、精神科医は大切な診療日には自分の精神機能を最良に保てるよう心がけるべきである。

(四) 関与しながらの観察
——二つのアンテナ——

病者の一つの応答から多重の情報を受けとれと言うと、冷たい観察者になれとすすめているように響くかもしれないが、それは私の真意ではない。物をみるように、あるいは動物をみるように観察しても質のよい情報は得られない。人間は人間との関係の中でこそ、その精神状態を露わにする。ずっと障害が強くて、このような複雑な精神活動をもはや持てない状態では、かすかに残っている脳の機能を、物をみるように、あるいは動物を観察するように、言葉なくじっとみつめるしかない。しかしそのような時ですら、なお感情的に賦活したり刺激したりしながら、かすかに残っている脳の機能の反応を正しく知る必要がある。まして言葉を交わすことのできる大部分の患者の場合には、その精神状態は対面者とのやりとりの中で本然の姿をみせる。サリヴァンH.S. Sullivanの表現を借りれば、「関与しながらの観察」participant observationである。この場合、関与することが観察のための手段であると受けとってはいけない。観察するためには関与しなければならないのである。正しい関与をする中であらわれるものが真の病者の精神像である。しかし、関与にばかり意識が行き過ぎると観察が荒くなる。それではせっかくの関与をさらに深めていくことができない。関与しながら同時に観察し、観察の結果をさらに病者と自分との関与の修正や深化に役立てる。関係がより深く良質になればそこでの観察からさらに質の良い情報が得られる。まわりくどいが、正確にいうなら「関与しながら観察」し、「観察しながら関与」するのである。もちろん医師として関与する以上、治療的関与でなくてはならないのはいうまでもない。

しかし、今述べた私の表現は、サリヴァンの考えを表面的、機械的に誤って説明していると非難されそうである。誤解のないようにもう一度いいなおしてみよう。関与する中であらわれるのは当然病者と私達の二人の合作物であって、病者一人の精神状態ではありえない。病者と私達の人格が干渉し合ってできあがったものである。客体的な精神状態などというものは考えられない。私達が病者の精神状態を云々する時、常にこのことを頭に入れておかねばならない。関与の中で、つまり私達自身の精神状態とのぶつかり合いの中であらわれるものを、あたかも病者一人の精神状態とみなすわけにはいかない。関与とは、一方的なものではなく相互関係性を必然的に持つ。「関与しながら」という時、そこまでよみとらないと正確でなくなる。

誤解を恐れずふたたび機械的な説明をするが、ともあれ病者と向かい合い、彼の精神状態の特徴を知りたいと思う時、私達自身が刺激装置であると同時に観測装置を兼ねねばならぬ。私達には二つのアンテナが必要である。自分が病者にあたえる刺激を測ること、自分の精神状態を知ること、病者への自分の関与の仕方を認知すること、これらはすべて刺激装置の側の問題である。そして同時に病者の反応を正しくよみとること、これは観測装置である。この二つの作業は、言うは易くしてなかなかむずかしい。関与に夢中になると観察がおろそかになるし、観察に注意が行き過ぎると関与の方がつい留守になる。もっとわかりやすく言うと、一人の病者に向かい合って症状をつかもうとする時と、治療を考える時とで、私達の側のアンテナの張り方が少しちがう。それが一致しないのが、私の未熟のためかどうかいつも気になるのだが、ともかくいつも私はそのような不協和を自分の中で感じている。そして、この頃では開きなおって、むしろアンテナの指向性を適宜素早く変換させる作業を自覚的にやっている。私のやり方を押しつけるわけではないが、関与と観察という二つの作業を同時におこなうことに、初心者はむしろ無理しない方がよいのではないか。問題の所在をよく知り、二つのアンテナを同時に張るより、一つのアンテナの向きを適時に交互に変える訓練をする方が第一歩のように思う。とくに短時間に素早く繰り返してアンテナの向きを変換させるのが要諦である。

「関与しながらの観察」すなわち「治療的人間関係の中での症状把握」は、器質性精神病の時でもゆるがせにできない。認知症の人も説得や励ましによって状態を変化させることは稀ならず経験するところである。記憶力の障害が強く、幻聴体験、被害妄想を持ち徘徊などで家族を困らせた、ある七十九歳の認知症老人は、外来で二、三回面接しているうちに家庭看護しやすい状態に落ち着いていった。外に出たい時は必ず妻にそういって一緒についていってもらうように説得したのを、患者はよく実行した。自分の衰えを自覚して、その枠内でやれることをやるようにという説明を、嚙んでふくめるように繰り返し話したが、それによって患者は家庭内で落ち着きをとりもどした。器質性精神病者が周囲からの対人関係の如何によって、興奮を強めたり易怒的になったりするのは日常ありふれている。それまで家庭で家族から世話されてきた認知症老人が、いったん病院や施設に入ると途端に無気力となり、家庭にいた時と比べて数段ボケてしまうという事実は私達の周辺にたくさんある。もちろん器質性過程が圧倒的に強く、残された精神機能が弱くて、周囲からの対人影響をうけるどころでない状態もある。しかし、たとえかすかでも残された精神機能の対人関係能力を私達は重視したい。

神経ベーチェット病の四十三歳の男子患者は、内科病棟で看護困難という理由で精神科に転科してきた。人格水準が低下して子供っぽく抑制がきかない。視力低下と四肢痙性不全麻痺を持ちながら、この人は内科病棟で検脈する看護師の手を握り、スカートをステッキでまくりあげ、時には廊下で他の女子患者に抱きついたりしたというのである。相当に暴力的にそのような行為をしたらしい。精神科へきてからこれらの行為は、全く消えたわけではなかったが、看護上問題にならない程度の弱々しい、しかもはにかみを混えてのものになった。精神科ではその患者と看護師との会話の時間をつくり、一緒にいる時間を意図的に長くした。それだけのことで、この人の病室内での行動は変わったのである。関与の仕方によって一人の人間の精神症状が変化した好例といえよう。この症例ではクロルプロマジンの投与がおこなわれたし、一時クロルプロマジンを中止した時、問題行動が強くなったから、薬の作用も公平に価値づけなくてはいけないであろう。しかし精神科転科前にも向精神薬投与はおこなわれたが、効果をあげることができなかった。このことは関与の大切さを承認する根拠になろう。

「関与する」というと何か慌しく話しかけ、性急に助けおこさなくては、といった気持になる。質問して病者が答えているのに、それを待ちきれず次の質問を発する初心者が多い。そんな関与はよくない関与である。待つこと。病者の遅い反応をじっと待てることが大切である。その忍耐がよい関与をつくる。医師は一般に忙しいから、どうしても焦ってしまう。少しでも早く情報を集めて、早く次の段階へと治療をすすめたいと思うのは当然といえば当然である。しかしそのように焦っても、集めた情報はえてして質のよい情報ではない。よい関係においてでなければよい情報が得られないのである。治療者が慌しくしているような二人関係で、患者の方が心を開くはずがない。関与するには、「待つこと」の忍耐が求められる。

(五)　器質性精神病像をみつけることの重要さ

器質性精神病像を的確につかむことは、その後の身体医学的治療の方針を立てる上に欠かせない。前にも述べたように、病者と向かい合って、先ず器質性精神病か非器質性精神病かを大きく辯別することが初めにおこなわれるべき作業である。もちろん、この両者はいつも別々にくるとは限らない。器質性精神病の上に心因性加工が加わることも多いし、逆に非器質性精神病の上に器質性精神病が合併することも多い。したがって、目の前にある精神病像が器質性のものかどうかという単純な二分法的な鑑別だけでなく——それも時に非常にむずかしいのだが——精神病像の中に器質性症状が混っているかいないかを分別する必要がある。このような器質性と非器質性の精神病の合併は近年益々多くなってきた。一つは統合失調症や躁うつ病（双極性障害）、神経症などに薬物が広く用いられるようになったことと関係しているし、他の一つは老年者においてである。向精神薬（抑うつ剤や抗パーキンソン剤なども）を服用している人の精神病像が変化して何か新しい異常状態があらわれた時、向精神薬による中毒性精神病を検討しなければならない。向精神薬の脳への作用そのものによって、せん妄がおこることがある。また向精神薬の心臓、血管系への作用のため、二次的に症状精神病が生じることもある。自分が用いている薬剤によっておこったせん妄が、基にある、たとえば統合失調症の精神運動性興奮と誤って判断される危険がある。そして統合失調症が悪化したとして、さらに投薬量が増やされる。そのような誤りは注意して避けられるべきである。結局、あらたに出現した精神状態を丁寧に観察して、その中に器質性精神病像を可及的速やかに的確につかむことによって、この愚は避けられる。

多弁で抑制がなく乱費傾向の強いため入院した躁病の人が、フェノチアジン系薬物を投与した二日後から被害妄想を述べ誰かに操られると作為体験を述べた。と同時に便所をまちがえたり失禁したりもした。躁病の診断が誤りで、統合失調症ではないかという意見と、フェノチアジンによる中毒精神病の合併を考えるべきだという意見が検討された。この状態が夜のみにみられたこと、健忘を残すことからより後者が疑われ、薬の変更でこの症状は簡単に消失した。

老人の場合も非器質性と器質性の精神症状が重なりやすい。脳血管性の極く軽い器質性人格障害の上に、心因反応性の抑うつ状態や心気症状が重畳したり、記憶力低下や軽い認知症をもつ老人が、周囲の人との関係の中で被害妄想的になったりする。また、老人の統合失調症、躁うつ病者に、身体疾患にもとづく一過性の意識障害が合併する。そのような時、統合失調症や躁うつ病という診断にしばられて、合併症として襲来したこの症状精神病を見逃し、もとからある精神病の病像変化と誤って判断してしまう。そうして老人の重要な身体疾患をみおとすことになる。

器質性精神病を迅速につかむことは、治療関係に入った初期に必要であるばかりでなく、このように治療過程においても常に医師に求められる。いったん器質性ないし非器質性精神病と正しく診断された場合でも、その病者の治療過程において精神状態が変化した時には、私達はいつもその新しい病像に対して、先入見にとらわれない新たな診断をこころみなければならない。

第二章　意識障害の臨床的把握

㈠　意識障害とは何か
――意識混濁と睡眠の比較――

急激な脳血管障害の時や心肺機能の強い低下、あるいは急性の中毒の時、意識が混濁し、強い場合には昏睡に陥る。清明な意識から軽度の混濁、中等度の混濁、そして昏睡にいたる一連の意識障害の段階がある。もちろんその段階は連続的、漸移的であって階段的ではない。対象に対して自発的な注意をどのくらい配れるか、外界からの刺激をどのくらい正確に受けとめられるか、そしてそれに対して反射的および操作的にどのくらい適当な反応を返せるか、によってふつう大まかに軽度の意識混濁、中等度の意識混濁、重症の意識混濁（昏睡）に分ける。

意識混濁は睡眠と比較できる。もちろん両者は生物学的現象として全く別物であるし、医学的にみても意味するところは天と地ほども離れている。臨床的に——ということはその人の傍に座ってということだが——両者を区別することはむずかしくない。この両者の鑑別に困るようなことは、例外はあるが、まずないといってよい。眠っている人は少し刺激をあたえれば眠りから醒める。強い疲労のあとの熟睡で、「死んだようにねている」と表現されるような状態もあるが、それでも刺激によって覚醒させることができる。刺激に対するこの覚醒性が、意識混濁と睡眠で決定的にちがうところである。また睡眠は、ある時間経てばひとりでに終わる。三日間も四日間も眠り続けるということはない。徹夜に近い夜を幾日も過ごしたあと、むさぼるように何日間か眠り続けるということはある。それでも数日以内にひとりでに目覚める。少なくとも空腹になれば目覚めて食事をする。睡眠は健康な身体現象であるし、意識混濁は病的な現象である。睡眠の時には、いかに深くても身体の自律機能（呼吸や循環）は安静によく保たれているの反して、意識混濁では様々な障害をあらわすのがふつうである。

睡眠と意識障害のちがいとして、もう一つだけ指摘しておこう。睡眠と意識障害ではともに精神活動が広汎に低下、停止するのだが、広汎さが決定的にちがう。上に述べた自律神経の障害を伴うかどうかという点も一つの証拠とみられるが、もっと高次の精神機能についてもこのことを裏書きする事実を私達は知っている。よくいわれるように、母親は大きい騒音にも目覚めないほど深く眠っていても、赤ん坊のちょっとした泣き声ですぐ目覚める。また、何日間か一定の時刻に目覚めるようにしていると、たとえ就眠時刻が大幅にずれても、ほとんど時計のように正確にその時刻になるとひとりでに目覚めることができる。眠っていてもどこか――大脳がまちがいなく関係していよう――目覚めているところがあると思わざるをえない。意識障害ではこういうことはない。

それでもなお意識混濁と睡眠は比較可能である。似たところを共有している。第一に姿勢である。混濁の時も睡眠の時も、大抵人は横たわる。軽度の意識混濁の時は、後にも述べるように起立し、動き廻るが、それでも刺激がないと横になっていることが多い。中等度以上の混濁ではほとんど例外なく横たわる。坐位や立位をとれないか、あるいはとるのが困難なのであろう。睡眠の時もそうである。立ったまま眠るとか、極端な時には兵士が行軍中歩きながら眠るという事実はあるけれども、睡眠する人は妨害がなければ横になるのが必然である。

第二に、両者はそれぞれ軽度の段階から強い段階まで一連の「深さの程度」を持っている。軽度の状態では、ある程度の外界認知や刺激への反応を保てるが、次第に深さがすすむにつれてその程度が減少し、深い睡眠や昏睡においてはこれらの機能は働かない。両者においてこの深さの程度は移行的であり、そして常に流動的である。浅くなったり深くなったり揺れ動く。短時間に動揺している。

第三は、（次項でふたたび詳しくふれるが）夢とせん妄のことである。睡眠中に人は夢をみる。夢は睡眠と結びついており、睡眠の中でのみおこる。それと同様に意識混濁でも様々な精神現象がおこる。混濁といっても、言葉通りにただ意識野に霧がかかって濁るだけではない。濁った中に様々な現象が生起する。陽性症状が著しい時は、意識障害の中でも特別にせん妄とか錯乱とか呼ぶことになるが、いわゆる混濁の時でも、多かれ少なかれ精神現象の生起はある。もちろん、昏睡になればそのような現象も全くおこらなくなってしまう。

意識混濁と睡眠の類似点の最後として、当事者の心的体験について述べたい。両者において、心的体験が本当にそんなに似ているのかとあらためて詰問されると、正直なところ答えに窮する。意識の混濁している時の心的体験がどんなものか、私自身に経験がないし、意識混濁を経過した人からその時のことを教えてもらおうと思っても、混濁の時のことをよく記憶していない。また、混濁の渦中にある時はその人は正確に自己の心的内界を叙述できない。同義反復みたいになってしまったが、意識が混濁しているとはそういう状態なのであるから――つまり自分の心的内容を正しく把握し、表現する能力が障害され、かつその時の体験の記憶も障害されている状態なのであるから――当然である。しかし私達は意識混濁の人のそばにいて、その患者とある程度の会話をし、反応を確かめ、行動を観察することはできる。その時、病者の精神内界がどんな風なのか、病者はどんな体験をしているのかを推定することはできる。そして一方、私達は睡眠を毎日直接体験する。睡眠については私達は誰でもがベテランである。睡眠に関してちょっと自覚的に内省してみれば、その時の自分の体験内容を生々しく知ることができる。また、私達は他人の睡眠状態を親しくみている。家族の睡眠については誰でもよく知っている。この知識をもってすると、睡眠と意識混濁における心的体験は似ている。

毎晩、就床してしばらくすると、ウトウトまどろみはじめる。入眠期である。また疲れて、会議中、椅子に腰かけたままウトウトすることがある。そのような時、まわりの物音や他人の動きがぼんやりとしてくる。半分わかるがすっかりはわからない。瞼がおりてくる。聴覚はまだかなり活動している。声はきこえる。しかし意味はもうはっきりと理解できず、子守歌のように、ただ耳をくすぐる快い単調な音としか響かない。遠くで吠えている犬の声をきいて、それが犬の啼き声であることは認識できるし、「ああ犬が吠えている、今時分にどうしたというのだろう」と考えたりもする。しかし、その考えは長続きはせず発展もしない。思考活動はなお働くことができるが、断片的である。心の中にいろいろの想念が湧く。最近経験した愉しい思い出に関したことであったり、昨日あったいやな体験をめぐってであったりする。快い想念は睡眠をさらに深めるが、不安を強めるいやな考えは、この段階では眠気を浅くする刺激になる。心にうかぶ想念は、愉しい思い出から甘い空想へと広がったり、また心配事に対する真剣な苦慮が次から次へとあらわれたりする。しかし、そのいずれであっても現実離れした、的はずれな、あるいは子どもじみた、他愛ないものである。心配事の対策をいかに真剣に考えても、考えはぐるぐる廻りして、ただ不安ばかり強まって現実的な解決策に少しも結びつかない。「君や来し、我や行きけむ思ほえず、夢か現《うつつ》か寝てか覚めてか」（伊勢物語）の、正に「夢か現《うつつ》か」半仮睡の状態である。これは夢とはちがう。全くの寝入りばな（入眠期）あるいは目覚める前（出眠期）の現象であって、その中にいて私達は外界をある程度知覚しており、十分に眠っているわけではない。この時期に名前を呼ばれれば、ハッと瞬時にして覚醒する。このような半仮睡の中で、私達は「今、自分はウトウトしている。今の自分の眠りは浅いな」ということを自覚することさえできる。

またこの段階では、まわりの人が何か話しかけると返事をしウンウンと合槌をうって不十分ながら言葉を交わすこともある。もちろんその会話は断片的で発展せず、ただ相手のいうところをききとっているに過ぎない程度のことがふつうである。このように、いろいろ外界のことを知覚し、あれこれ思考し、時には他人と会話をすることができる半仮睡の状態は、しかしあとになって思い出せないことが多い。「昨夜、このことは話したでしょう？　ウンウンと返事していたじゃないですか！」と家族から文句をいわれるのは、この時期での出来事である。半分以上はわかってきいていたつもりでも、半仮睡中に経過した会議の内容は、あとになってみるとほとんど全くといってよいほど記憶にない。声をきいていたとか、自分がウツラウツラしたとかいうことを想起できるだけである。多かれ少なかれ健忘がみられる。

半仮睡の状態は浅くなったり深くなったりしながらも、健康な入眠にあってはかなり急速により深い睡眠段階に入っていく。そうなると、もう本人には全く意識のない暗闇《くらやみ》の世界があるのみである。体動があったり、刺激に対して反応したりするわけだが、自分では無意識である。まわりでどんなことがおこったか知覚されもしないし、したがって目覚めたあとでその間のことは全くの無である。

意識混濁の時の心的体験はおそらくこれと相似であろう。軽度の混濁の時は、半仮睡の時の健康者の体験と似ているであろうし、中等度の意識混濁の人の心的体験は、やや強い半仮睡の状態のそれと同じであろう。睡眠の時の自覚的体験を熟知している私達は、それをなぞらえて意識混濁を把握するのが近道である。

(二) 意識障害とは何か

——せん妄と夢の比較——

意識が障害された時、人は様々な精神状態を呈する。比較的単純な意識の活動の低下、つまり意識混濁については前項で述べたが、最も多いのは、せん妄と呼ばれる状態像である。せん妄とは精神運動性興奮があり、不安が強く、著しい思考の錯乱と幻覚が表面を彩る意識障害である。意識は多少とも混濁している。意識が障害されると、抑制されていた下位機能が解放されるから、多かれ少なかれ興奮症状が同時にあらわれ、しかも高位機能によるコントロールが不十分であるから、諸精神機能は混乱し雑然となる。激しい精神運動性興奮や、はっきりした幻覚の出現などがみられた場合が、狭い意味で典型的なせん妄状態である。しかし、今述べたように多少の興奮や思考の錯乱は意識障害の時、常にみられるわけであるから、そこに注目すればすべての意識障害が（昏睡になればすべての興奮が消えてしまうから別だが）せん妄的であるといってよい。しかし、臨床の実際では、たしかに興奮が現象上問題にならない意識混濁と精神運動性興奮が前景を占めてしまう場合とがある。

せん妄と夢現象をここで比較しようとするのは、せん妄の時の病者の心的体験を、少しでも詳しく知るのに好都合と思うからである。「せん妄とは病的な夢である」とは、ラゼーグ Ch. Lasègue の百年も昔の言葉である。もちろんせん妄と夢はちがう。第一に、夢の時にはせん妄にみられるような運動性興奮はない。せん妄では、立ち上がり、走りまわり、壁を叩き、周囲の人に攻撃的となり、叫び声をあげる。精神的にも身体的にも動きが多く激しい。夢はそれに対して、眠ったまま見る。夢を見る睡眠段階では、体動があり、呼吸が乱れ、眼球運動が多くなるという精神生理学的な知見があるけれども、起き上がったり動き廻ったりといった体の大きい運動現象が生じない（ねぼけ、夜驚症では起き上がり走り廻り喋り叫ぶが、今はふつうの夢体験のみを問題にする）。これははっきりしたちがいである。第二に、夢は外界からの刺激によって比較的容易に中断し、同時に睡眠から覚醒する点で、せん妄とはちがう。夢を見ていて、その恐ろしさのために自ら夢から醒めることがある。それどころか、愉快な夢の中で笑い、その笑い声によって自ら目が覚めることさえある。せん妄ではそういうことはみられない。せん妄状態の人に適度な快い刺激を与えて——すなわち不安をとりのぞき、親しい人による静かな関与によって——せん妄の興奮が弱くなることはある。しかし、夢みる睡眠から覚醒させるように、清明の意識状態にまで簡単にもどせはしない。せん妄では激しい不安・恐怖があるのに、そして激しい身体の筋肉運動が伴うのに、その刺激によってせん妄がひとりでに中断することは全くない。ちょうどこれは、睡眠と意識混濁の場合のちがいと同じである。夢はこわい内容も多いが、快い愉しい夢もある。愉しい快的な内容があるということも、夢がせん妄と異なる一つの点であろう。せん妄では常に不安・恐怖が強い。快いせん妄などというものはないらしい。(補遺)せん妄の時の身体的不健康の反映と考えられる。

このように、夢はせん妄と本質的にちがうけれども、それでもなお夢体験をふりかえってみることはせん妄状態を知るために役立つ。私達が夜夢を見る。「昨夜は夢も見ず、ぐっすり眠った」という日はあっても、夢の体験を全く持たない人はいないようである。夢の特徴は次のいくつかの点で、せん妄の時の心的体験と似ているとみなしてよい。

夢では視覚的な像が優勢である。人物や動物や周囲の空間、景色が鮮明にみえる。その人達の言葉をきいたり、自分が話したり、物と接触したり、自分が走ったり、夢の中でする。だから聴覚・触覚や筋肉の深部感覚なども夢の中で働くわけだが、視覚像の方がより支配的である。様々な光景が廻り灯籠の絵のように、次から次へと現われては消える。そこに現われる物の、こまかいところまでみえる。物が動き、形を変える。時には暗闇の中に自分一人で閉じこめられているといった夢もあるけれども、その場合ですら、強い印象を残す「真暗な闇」はやはり視覚的にとらえられている。夢を見るという日本語は、夢のこの特徴を如実に表現している。

夢において視覚像が支配的であるのは、果して夢の特徴かどうか。そもそも人間の記憶一般が視覚像優勢なのではないか、という見解を私は持つのだが、検討に値しよう。夢は常に記憶としてしか語られないのだから、記憶一般がもつ特徴は当然夢体験をも彩る。

夢の視覚像優位については、フロイト S. Freud も重視した。フロイトは夢の四つの作業として、圧縮、移動、二次的加工と並べて「形象性への配慮」すなわち視覚像への変換をあげた。それは思考の視覚像への置きかえである。フロイトは思考が感覚像へ変わるのは、感覚的なものから思考へという発達過程の逆であるとして退行的と考えたのであるが、何故にこの際、視覚がより多く問題になって他の感覚が背後にかくれるのであろうか。人間の記憶一般の特徴、さらには人間そのものの特性まで考慮されるべきであろう。人間が視覚的優勢の動物であるかどうか。

せん妄でも視覚的体験が多いことが知られている。錯視や幻視が多く、壁の汚れを虫と信じ蒲団のまわりに黒いネズミが走りまわっているといって興奮し、現実ではない人影に恐怖する。時には物語り的な光景がありありとみえるという。

夢は稀ならず強い感情を伴う。快い夢もあるが、恐ろしい夢、不安に満ちた夢も多い。

日常生活での体験のように、坦々とした、愉しくも辛くもないといった無感情、無感動な夢は少ない。せん妄患者も強い不安をあらわにみせる。

また、誰もが知るように夢の内容はしばしば超現実的である。夢の中の意識は、覚醒している時のそれと非常にちがう。時間も空間も現実と離れて、滅茶苦茶になる。十年前の記憶が昨日のこととして現われたり、一カ月後に予定されている試験を、今受けて四苦八苦する。昔の出来事と最近の出来事とが一緒に組み合わさってあらわれる。現在住んでいる街の光景と、遠く離れた故郷の光景が混じり合う。時間も空間も自由に分断し、結びつき、混じり合う。しかも夢意識の中ではそれを不思議とは思わない。現実のものとしてその中に自分がいる。夢の中での事物の不思議な現われ方を詳しくしらべたのはフロイトである。夢の中では二つの物が一つの物に融合してしまったり、一つの事柄によって幾重もの意味が代表されたりすることがある（圧縮 Verdichtung, condensation）。あるいは、ある物なり人なりが、他の物なり人なりによって代って示されることもある。姿は友人Aなのに、夢の中の自分は彼を、恋人の父親とみなしている（置きかえ Verschiebung, displacement）。フロイトはこれらの現象を分析してその意味を見出そうとするわけであるが、今はそれは措く。夢意識のこの構造を明らかにしただけでも、大きな功績である。私達は自分の夢をふりかえってみると、このような現象が夢の中のいたる所にちらばっているのがわかろう。圧縮や置きかえのため、夢はますます一見不合理な物語りとなり、絵空事になる。夢の内容は表面的には支離滅裂である。せん妄の時、病者が喋りちらす内容や、あるいはわずかな会話から断片的にきき知ることができる内容をみると、せん妄時の心的体験も、夢と同じような形の支離滅裂さをもっていると判断できる。

夢は、目覚めてから急速に忘れ去られてしまいがちである。目覚めた時には昨夜みた夢を想起できるのに、時間が経つとまたたく間に思い出せなくなる。直後にはまだかなり憶えているという点は、せん妄でもそうなのかどうかよくわからないが、少なくとも忘れ易いということでは共通している。せん妄患者は、せん妄の間の心的体験について健忘的である。

すっかりは忘れてしまわない場合の話だが、その時には「ああ、あれは夢だった」とはっきり私達は自覚する。恐しい夢をみて夜中に目覚めて、「ああ夢でよかった」と胸をなでおろした経験は誰にもあろう。夢の中では現実的と思いこんでいるが、睡眠から醒めれば眠っている間にみた夢であって、現実の出来事ではなかった――という自覚は確固として持つことができる。同様に、せん妄の時も少しでも記憶している場合には、「あれはおかしかった、夢でも見たような気持だ」「自分の意識が異常だった、病気のせいだ」とはっきり認識できる。すなわち、通りすぎれば洞察が生じる。十分な病識が生まれる。

㈡の【補遺】

「せん妄では常に不安、恐怖が強い。快いせん妄などというものはないらしい」と書いたが、訂正を要する。不安がなく、愉しいと患者自身が語ってくれるせん妄状態もある。その典型例はアルコールせん妄（振戦せん妄）である。アルコールせん妄では不安はなく、かえって愉快そうになることが多いことに古くから注目されていた。「虫が沢山でてきてね、運動会しているんですよ、面白いですよ」、「宇宙人がきて話しができるんです。

愉しいです」などと、せん妄の間に話してくれる。

しかし、その多幸気分には多少とも不安も混じっているのが常である。「愉しい」と自ら言いながら、表情はやや緊張していたり、眼はキョロキョロと不安そうな落ち着かなさを示す。Galgenhumor（ひかれ者の小唄、捨て鉢諧謔）という表現はその特徴をうまく言いあてている。

さらにアルコールせん妄で一般にいわれていることだが、その人にとっての初回のせん妄時には不安、恐怖が強いが、何回も繰り返しているうちに、不安の弱い、ガルゲンユーモアを示すようになってくる。この事実はせん妄に伴う感情に、二次的、心理反応的な部分があることを考えさせる。

(三)　著明な意識混濁の診断

今まで睡眠および夢と比べながら意識混濁およびせん妄をみてきた。いわば病者の心的体験の内側を、私達が熟知している睡眠体験と夢体験を整理することによって知ろうと努めた。しかし問題なのは意識が障害されている時、病者自身は心的内容を私達にうまく語ってくれないことである。十分に語れないし、自発的に語ることがない。私達が問いかけても、その心的体験をこれまで述べてきたごとくに、こまかく答えてくれない。私達が目覚めてからあとで、入眠時のことや夢について報告はできても、その最中に他人にそのことを語れないのと同じである。だから私達は睡眠と夢の経験から、意識障害者の心的内容を理解できたといっても、それですぐさま、目の前にいる意識障害者の意識障害を診断できることにはならない。病者がその時点で持っているであろう心的体験を想像しつつ、他の手がかりによってそれを確めねばならない。それが臨床的作業である。

診断があまりむずかしくない重い意識混濁から述べよう。

昏睡は誰がみてもすぐわかる。昏睡にも最も深い深昏睡から、その少し手前の半昏睡、あるいは前昏睡と呼ばれているものまで幅がある。深昏睡では呼吸・循環・その他、生命維持に必要な最低限の自律神経機能が、それも辛うじて働いているだけである。すべての随意神経機能は働かず、精神活動は全くない。半昏睡では、たとえば強い痛覚に対する弱い逃避反応や、弱い瞳孔反射、時々の呻き声などがみられる。昏睡の状態ではもっぱら身体的、神経学的な状態把握によってその深さを知る。

もう少し弱い意識混濁、すなわち中等度の意識混濁（昏眠・昏迷）においては、身体的、神経学的な状態把握と精神医学的な状態把握とがともに重要である。自律神経機能、四肢筋の反射機能や緊張度、疼痛や音刺激に対する反応、体動や姿勢、脳神経領域の反射など詳しくしらべることによって、脳全体の機能の低下――つまり意識障害――の深さが知れる。中等度の意識混濁では、自律神経機能に何らかの障害（異常発汗など）があり、瞳孔、角膜、睫毛反射が鈍い。刺激への反応も充分に敏速ではない。筋伸展反射や筋緊張は一定しないが、深くなるにつれて減弱、低下の傾向をとる。

中等度の意識混濁においては、精神機能は多少ともみられる。中等度の意識混濁は重い方のものから軽い方のものまで幅が広いが、中心的なレベルでのその精神症状は大凡次のようである。刺激がないと閉眼してウトウトとねてしまうことが多い（傾眠）。痛覚刺激にはある程度敏捷に反応する。刺激に対して力強く足をひっこめるだけでなく、顔をしかめ、時には呻き声をあげ、あるいは「痛い」と言葉を出す。少し大きい声で名を呼ぶと、眼を開き、声の方を見ようとする。「ウー」と返事を返すこともある。家族などわずかに認知し、その励ましや慰めに反応する。「頭が痛いか？」とか「苦しいか？」など簡単な質問は理解し、身振りで応答できる。場合によっては短い言葉で答えることもあるが、一定の主題にそって会話をすすめることは到底できない。食べ物を口に入れてやると、噛んで嚥下することはできる。しかし咀嚼運動、嚥下運動はのろくて時々口にためたままになってしまう。大小便はふつう失禁するが、尿意、便意を示すこともある。体動はあり、苦しそうに体の姿勢を変え、四肢の位置を動かす。

㈣　軽い意識混濁の診断

軽度の意識混濁は主として精神機能の面でそれと把握できる。神経学的には特別異常を示さない。つまり精神機能に注目することによってしか把握できないといってよい。軽度の意識混濁は、清明な意識との間に幅広い移行があり、軽いものほど診断がむずかしくなる。中等度の意識混濁に近い方はよりつかみやすい。

正常意識に近い方、つまり最軽度の意識混濁の診断が最も問題になる。この最軽度の意識混濁は、明識困難状態とか明識不能状態とか呼ばれる状態であるが、この段階を意識混濁の範疇に含ませる方がよいのか、それとも単に精神機能（主として注意能力）の軽い障害として意識混濁からは分けておいた方が実際的なのか議論のあるところである。

意識混濁という概念を誰がみてもそれとわかるくらい、はっきりした意識活動の低下状態にのみ適用するなら、この明識困難と呼ばれる状態はそれに値しない。意識混濁の前段階として、別扱いしておくのもうなずけるやり方である。しかし明識困難と呼ばれる状態と、はっきりした混濁との間には全く漸次的な移行があって、その境界は全く不鮮明であること、および、明識困難の時みられる精神活動の低下は、量的には小さくとも質的にははっきりした混濁の時のそれと同じであることを強調すれば、やはり明識困難状態を最軽度の意識混濁に含ませる立場も当然であろう。この辺の問題について、ダウンE. Daun は意識希薄 Bewußtseinsverdünnung という概念をもちこむことによって整理しようとした。彼は意識混濁の前段階として意識希薄という状態を考え、この両者を合わせて意識障害と呼ぶ。彼は意識希薄と意識混濁を興味あるモデルを用いて理解する。多数の点の集合からなっているスクリーン像を考える。点が少しずつ脱落していくと、その像の鮮明度が次第に悪くなる。しかし、なおそこに現われている像は、像としての形を保っている。点の減少が一定の限界を越えると、急に像は像としての形を結ばなくなってしまう。この限界の手前、すなわち像の鮮明度が落ち、全体が荒くなっている状態が意識希薄に相当し、限界を越えたあと、つまり像がわからなくなってしまう状態が意識混濁に相当する、というのである。意識希薄では体験の連続性は保たれており、ただ体験の密度が粗であり記憶も疎であるだけである。それに対して、意識混濁では体験の連続性がなく記憶も失われる。これは視覚による網版スクリーン像をモデルとして意識活動を理解しようとしたものである。そのモデルの適用についてはいろいろ異論もあろう。ダウンはいう。我々の経験によれば体験とは記憶であり、一つの体験、一つの記憶は、個々の単位をなす——と。彼の考えにしたがえば、上述のモデルは私達にわかりやすいものとなろう。

昏蒙、錯乱などと呼ばれている、軽度の意識混濁状態は、病者の行動を詳しく観察することによって大抵は診断できる。刺激がないと患者は横たわりぼんやりとしていたり（無欲状 apathetic）、あるいは眠る。呼びかければ返事をして声の方を振り向くが、顔貌はしまりがなく活気がない。自ら何かに対して関心を持ち、目的のある行動を一貫してすることができない。大小便は時々失禁することもあるが、大抵は自分から便所へ行っておこなえる。食事は簡単な介助を必要とするが、咀嚼し嚥下するのに差し支えはない。ラジオなど時々きくこともあるが、十分な興味を持つわけではない。尋ねれば自分の身体的な苦痛を訴えるし、欲しいものの要求もする。会話はある程度可能である。簡単な計算ならできるし、字を読ませれば声を出してほぼ正しく読む。家族や治療者を認知し、区別して態度をかえることもできる。記憶は全般に低下する。特に最近のことを思い出せない。昨夕の食事に何を食べたか、家族がいつ面会に来たかなどを正確に思い出せず、誤りが多い。思考は少し複雑なものになると十分にまとまらない。散乱してしまう。注意の集中は非常にわるく、絶えず刺激を与えないと、すぐ課題から注意は逸れてしまう。

意識混濁のこの段階で、思考の混乱が強く表面に出て、かつ精神興奮が加わると錯乱という日本語にぴったりの像となる。病者はベッドにねて、あるいは起き上がってあらぬことを口走り断片的にまとまらない応答をし、場所や人物を誤認する。周囲のことを錯覚し、妄想様に曲解する。しかし確固とした妄想体系をつくるようなことはなく、その場その場の状況によって変動する。持続性はない。幻覚体験を示すこともある。精神運動性興奮がさらに強くなれば、せん妄である。この時は体の動きは敏捷で、ベッドの上に立ち上がり、廊下を走り廻り、窓から外へとび出ようとしたりする。不安が強く、周囲の人に時に攻撃を向け、大声で騒ぐ。また、病者自身が強い困惑感を持つことがある。病者は「困った、困った、どうしてよいかわからない」といい、キョトキョトし、頼りなげになる。思考はまとまらないまま、困惑状態のみが表面に出て、病者は途方にくれているようにみえる。自分の精神状態の混乱をある程度感じており、それに対して困惑しているのであろうが、必ずしも正確に自己の異常を認識しているわけではない。何が困ったのか、自分にもわからずに、困惑感のみがそこにあることさえある。困惑の様子と同時に、ぼんやりした面を併せ持つのが常である。

最軽度の意識混濁の把握は非常にむずかしい。既に述べたように、軽い意識混濁は、いわゆる意識清明な状態へと漸次的に移行するから、その境界では時に断定的に判断することは不可能である。

たとえば、私達が極度に疲労困憊した時を考えてみよう。ふだんの精神活動と比べて、多かれ少なかれその動きが鈍っている。しずかにしていればすぐ眠気に襲われるし、我慢しておきていても注意は行き届かず、作業をしても失敗が多い。何か言おうとすると単語を言いまちがえたり、ふだんならスラスラ思い出せることに時間がかかる。いつものように、打てば響く式の討論ができない。「勘」が鈍くなり、物をみてもふだんのように全体をうまく摑むと同時に細部をきちんと適当に見定めることができない。このような時、意識活動は低下しているのであって、その意味ではやはり意識混濁である。ただ疲労時のこのような状態が、いわゆる病的な意識混濁とちがうのは、強い睡眠の要求があること、そして睡眠をとればこの状態は跡形もなく消失してしまうことである。そして、より大事なことは、この自分の精神活動の低下を、他人以上に自分自身で強く認識している点である。したがって、いわゆる健康者の疲労時の意識活動の低下と、病的な意識混濁とは、現象面ですでに別物であるといってよかろう。

では私達が酒をのんだ時はどうであろうか。軽い酩酊で気分が軒昂とし、むしろ反応が速くなり、弁舌さわやかになるといった状態がある。このような状態を意識混濁と呼ぶわけにはいかない。極く少量のアルコールが脳をも刺激して、むしろ意識活動を賦活することはあるであろう。しかし、ほんの少しアルコール量が増せば、すでに注意の平衡や感情のバランス、冷静な判断や緻密な思考は障害される。正常活動の賦活はたしかにありうるが、その幅は狭く、それをすぎると、外見上一見賦活のようにみえて、全体としては意識の活動は損われている状態に入り込む。ふつうの酩酊は大体そういうものである。中等度以上の酩酊になれば、それは言葉の医学的な意味で、異論のない意識障害である。自覚的にはなお冷静で判断力も運動機能もよく保たれているように思えても、他覚的には意識活動は大幅に障害されている。注意は散漫となり、思考はまとまりわるくなり、記憶力も低下する。

しかし、酩酊の時の意識活動の障害はたしかに一種独特である。病気の時の意識混濁とちがう。運動機能の障害がありながら社会行動をしようとする意欲や自発性はよく保たれる（というより賦活される場合もある）。現実の認知能力は、その瞬間、瞬間ではかなりおそくまで保持される。記憶の方が先に侵される。かなり深く酔っても自分の家へは一人で帰れるし、家族の顔を見誤るようなことはなく、家族と一応ある程度まとまった会話もできる。しかし、翌朝それらのことを全く思い出せない。このような状態は病気の時の意識障害ではあまり現われない。アルコールの急性中毒を酩酊状態と呼んで、敢えて意識混濁といわないのは、飲酒の文化的社会的位置もさることながら、この現象像の独特さのためでもあろう。酩酊の精神状態を考えることは、意識障害の理解にとって役に立つ。

最軽度の意識混濁を把握するにはどのような点に着目すればよいか。

この段階では、たとえば痛覚刺激に対する反応とか、簡単な会話とか、あるいは患者の行動の観察などには目立った異常がみつからない。患者は寝て、起きて、食事をし、便所へも自ら行く。刺激がなければベッドに横たわりがちであり、自分からテレビの番組を選んでみたり、本を求めて読んだりというほどの自発性や関心はない。しかし、そばに立って話しかければ即座に対応し、相当こみいった質問も理解して答える。一見、意識は正常のようにみえる。今日が何日か、季節は？　年齢はいくつか、ここはどこか、もう昼食はすんだか、何を食べたか——などという質問には大体のところ正答する。ところが、どうもその人の本来の活発さがなく、どことなくぼんやりと一日をおくり、行動や表情に精彩がない。そのような時、意識水準の低下を把握するには、患者の傍らに坐って、時間をかけて、忍耐強くかつ鋭い観察をしなければならない。最も軽い意識障害の時に現われる徴候は、主として注意 attention, Aufmerksamkeit の領域にみられる。

第一は、長い思考過程を辿らせた時はじめてわかる思考のまとまりのわるさである。短い表現ではわからない。ゆっくりと、あれこれと会話していて、病者が長く自分の考えを語ってくれる時、そこに現わされている思考をじっときいていると、思路（思考の連絡）に障害がみつかる。

たとえば、急性一酸化炭素中毒で三日間の昏睡、次いで一週間の半昏睡の状態を経過したあと、意識混濁が徐々に回復した十九歳の男性は、第四十六病日の面接時に、なお次のような思路の障害を示した。すなわち、今朝起きてから今までのことを話してごらん？という質問に「朝起きて顔洗って、それから歯を磨いて本読んで、朝ご飯で、また本読んで――姉さんがいましたからね、その間、本読んでいたんです。そして姉さんが帰ってから昼食たべたんです」姉さんがどこへいったの？「先生のところへいったんですがね。代議士なんですよ。国会議事堂まで。帰ってきてご飯くって本読んだんですけどね」（午前中、姉が面会にきて、姉は主治医のところに説明をききにいったという事実はある。代議士、国会議事堂は何のことかわからない）患者のこの発言の中には、脈絡のない代議士、国会議事堂などの話が混じりこみ、思考の散乱といえるが、その部分を別にしても、姉がきて姉が主治医のところへ行き、姉が帰ってきてから昼食になった、その間、読書していた、という事実の説明が、非常に不十分にしか表現されていない。大凡のことは正しいし、筋も追えるのであるが、この発言のみを追ったのでは、その間の事実が私達に正しく伝わらない。思考のまとまりがわるく、思路に必要な緻密さが欠けているのである。

次の例は、三十一歳男性。発熱、頭痛、意識混濁をもって発病し、リコール所見よりウイルス性髄膜脳炎と診断された。一週間ほどせん妄状態を続け、以後、次第に意識ははっきりしてきたが、健忘症状群が四カ月ほど続いた。発病後六カ月後には、病棟生活は一人で可能、記憶障害もほとんど改善した。そんな時の面接場面で、次のような思考のまとまりのなさが確認された。今朝からのことを話して下さいという質問に「朝起きて手洗いにいって、帰ってきてまた寝たんですが……体温計をはさんでいたんですが、みんなが起き出して清掃をはじめました。私も手伝いをしようと思ったんですが――昨日はやったんですがね、窓の二段までふいたんです。昨日はみんなと一緒にやりました」昨日、私と会いましたか？「ええと、昨日はどうでしたかね。昨日こどもがきて、バスのところまで送っていって手をあげてバイバイしたんです。先生と昨日はお会いしましたね」ここでは思考は迂遠で的はずれ応答的特徴をも示し、全体としてのまとまりや適度な緻密さに欠ける。

もう一例典型的な例をあげよう。昼間何を考えていますか？という問に、患者は次のように答えた。「三十年来の人のことを次から次へと考えちゃうんです（泣きじゃくりながら）。悲しいわけではないんです。私、考えることが上手なんです。口から生まれた私のようです。主人にも私が考えることが上手だっていわれるんです（と今度はやや苦笑じみた笑いを浮かべながら）」。思考は単にまとまりがわるいという程度を越え、滅裂思考といってよいほどに乱れている。主題がわからないし、一つの文と次の文の意味連関がこちらに理解できない。この患者は、膠原病を患う三十歳の主婦であった。内科入院中に一過性に妄想状態を呈したが、その時の診察の一断面である。

第二は、些細な単語のいいまちがいである。意識清明な時でもいいまちがいはある。私達の日常会話をみても、ちょっとした名前の入れちがいや、語のとりちがいは珍しくない。アナウンサーですら時にはいいちがいをする。テレビなどみていると対談者のいいまちがいが、視聴者にはよくわかる。そして、それに発言者自身気付いてすぐ訂正することもあるし、気付かずにそのまま話がすすんでいくこともある。したがって、長い自発的な発言の中で、単語のいいまちがいが少しぐらいあったからといって、すぐさま意識混濁を云々などとてもできない。しかしそれはいずれにせよ、注意の障害である。注意を鋭く尖らし、考えること発言することに注意をくまなく配っていれば、この種の失敗は少ないはずである。自分の発言を構音する前に、あるいは構音すると同時にフィードバックさせて言葉を点検すること——その個々の作業はほとんど無意識的におこなわれていて、意識的に私達が自覚できるのは、注意を集中しているといった緊張感が主であるけれども

――その機能が鈍ると単語のいいまちがい、とりちがいが多くなる。「昨日、午前、兄と一緒にハイキングにいった」というべきところを、「昨日、午後、兄と一緒にハイキングにいった」とまちがえる。自分でも「午前」というつもりでいて口から出た言葉は「午後」とまちがってしまう。自分で発音してしまってから、自分の言葉のまちがいに気付いて、「あ！　午前です」とすぐ訂正できることが多い。桃太郎の話をするように指示された患者は、「桃太郎ですか……昔昔、おばあさんは山へ柴刈りに、あ！　おじいさんでした」とまちがえ、かつ直ちに訂正した。これは要するに錯語（パラファジー paraphasia）である。不注意による錯語には語性錯語が多い。字性錯語――「ハイキング」を言おうとして、「ハルキング」と一音まちがえてしまう――もあるが少ない。語性、字性錯語が失語症でないのに時々みられるようなら、注意の障害を考えねばならない。

　語のいいまちがいとおそらく同じような注意の障害に、言葉のききまちがいがある。たとえば、あるエリテマトーデスの少女は、ヨーロッパの国の名前をあげよという課題に、「ロンドン、パリ……あ！　国ですか、首都じゃないんですね。じゃ、イギリス、フランス……」と答えていった。このような相手の言葉のききちがい、理解の仕方の不十分さは日常珍しくなく生じるが、それは注意力の乏しい人や、あるいは疲労などで注意力が低下した時である。最も軽い意識混濁の時にもこのようなことがしばしばみられる。読みまちがいも、言いまちがい、聞きまちがいと同じ水準でおこる。

このような言いまちがい、聞きまちがい、読みまちがいや、さらには度忘れ、置き忘れ、失敗行為など、総じて失錯行為一般を、フロイトが詳しく検討したことは周知の通りである。フロイトは、この日常私達すべてが時折経験する失錯行為の記述から、精神分析入門を書きはじめている。彼は失錯行為がその人にとって意味のある行為であることを強調した。Aという単語を発言するはずのところをBといってしまうのは、その人の無意識の世界では、AではなくてBを望んでいるからであり、Aをみとめることに抵抗があるからだ——と。

ともあれ、意識が混濁して注意が障害されると失錯行為は多くなる。この問題をめぐって、いくつかの検討事項がある。まず第一に、失錯行為は注意力の低下によっておこるものだけではなかろうということ。しかし次には注意力が低下すると、このような無意識の心理力動が活動しやすくなるのか、ということが考えられねばならない。心理力動が強く働かざるをえない葛藤があると注意力が障害されるか、という問題もあるかも知れない。ともあれ、注意力が障害される意識混濁の時の失錯行為に対して、フロイトのような意味追求がもっとおこなわれるべきであろう。

最軽度の意識混濁のみつけ方の第三は、暗算を課してみることである。暗算をする時、軽度の注意の低下が露わになりやすい。この場合とくに役立つのは、連続引算である。一〇〇から七を順次引算させる。はじめに「一〇〇から七を順に引いて下さい」と前置きして、それだけでは課題の意味がよくわからないから、続けて、「一〇〇から七を引くといくつ？」と問う。九十三と答えたら、さらに「それからまた引いたらいくつか？」とか、「九十三から七を引いたらいくつ？」とか、問題を教えるような質問をしない。患者がなお課題の意味を理解できないようなら、またはじめから同じことを繰り返すのがよい。あるいは「九十三からまた七を引いたら?」と問題を明確に教えて、課題の意味をはっきりさせてもよい。そしてその次からは、こちらが具体的な助力をすることなしに、患者に自分で次々と暗算をさせる。連続引算を遂行するためには、一〇〇から七を引くという計算ができること、次にその答である九十三を記憶すること、そしてさっき引いた七という数を覚えていること、最後に九十三から七を引く減算をすること——の一連の作業が正しくおこなわれねばならぬ。そこではじめて八十六という正しい二番目の答えがでてくる。さらに全く同じ一連の作業を繰り返すことによって、七十九、七十二という答が順になされる。この作業はもちろん計算力、記憶力によって影響されるが、その各々が正常に保たれている時には、もっぱら注意の障害によって失敗する。七の代りに十三を用いてもよいが、注意の障害のみを見出そうとするには、計算のより易しい七を用いる方が適当である。

軽く意識が障害されていて、注意が正常にいきわたらない時、患者は一〇〇から七の連続引算でしばしばまちがう。そのまちがい方に特徴がある。たとえば、九十三引く七を八十三とまちがったり、八十六引く七を六十九と誤ったりする。九十三から七を引くと九〇がくずれて八〇台になるという計算は正しくおこなっているのに、一桁の計算がおろそかにされて、前の三がそのまま八〇についていてしまう。あるいは、八十六から七を引く時、六から七をとると九がたつという一桁目の計算を正しく暗算しているのに、同時に八〇がくずれて七〇になるという点で不十分な計算しかできず、六十九となってしまう。要するにうっかりした、不注意による誤りである。注意の障害による暗算のまちがいは、このようにその誤りの性質を見通せることが多い。その点、計算能力の障害などで暗算ができない時のまちがいは、このような誤りの筋道が辿れないのがふつうである。不注意による誤りは、患者自身答えた直後、自分で気付いて「あ！　ちがった」といって訂正することが稀ではない。障害が軽い場合にはそうである。

意識が軽く障害されている人は、同時に感情、意欲面にも症状を示す。感情、意欲面に注目することが、軽い意識混濁を把握しようとする時の第四の注目点である。感情、意欲は意識水準とはふつう直接関係ないし、注意が障害されたからその結果、感情、意欲も変化するとは考えにくい。しかし、これまで述べた注意障害が摑めるほどの意識混濁状態にある患者は、実際に何らかの感情や意欲の変化を示すことが多い。大脳皮質の興奮水準が下がれば、下位脳の活動がうまくコントロールされず、したがって感情状態や意欲にも異常が生じる――という考え方はできる。しかしそれほどの大脳皮質の活動低下ではないし、他の精神神経活動にはそれほど統制不能や機能不全が生じていない状態で、感情、意欲面にそれがみられることは、不思議である。だが、ともあれこれは経験的な事実である。

軽く躁的となってはしゃいだり、やや多弁でまわりの人に節介をやいたり、あるいは屈託なくノンキで多幸的であったりする。逆にゆううつそうに沈んでいたり、不機嫌に押し黙ったりする。寡言で無口となり、時にはこちらの語りかけに対してかたくなに返事をしない。このような緘黙状態が、軽い意識混濁の時の臨床像の前景にあることもある。また、ぼんやりしており、自発性がなく、周囲に関心を示さず、刺激をあたえなければ長い時間一人で何もせず椅子に腰かけていたりベッドに横たわっていたりする。すなわち無欲状である。

もちろん、今述べた感情変化や意欲障害は意識障害と関係なしにも現われる。精神医学臨床の実際においては、関係なしに現われることの方がずっと多い。感情変化や意欲障害があれば意識混濁があるなどというわけでは決してない。意識混濁の把握は、その前に述べた、主として注意の障害を確認することによってはじめて問題にしうる。ただここでいいたいのは、感情や意欲に変化のある患者をみたら、意識障害があるかどうかについても、一応の検討をしてほしいということである。とくに身体疾患をもっている人が、感情や意欲の面で、それまでとちがった状態を示したら、意識の障害の発来を念頭において注意深くそれを確認することが大切である。

記憶は意識と密接に関係した機能である。記憶は意識が障害されると、多かれ少なかれ常に侵される。記憶力自体にたとえ異常がなくても、注意がいきわたらないのだから、その時点での周囲の状況を正常の時のように細かく正しく記憶できないのはあたりまえである。最軽度の意識混濁にあっても、あとになってその時のことを尋ねると多少とも記憶欠損を示す。したがって、記憶をしらべることはその当時の意識の状態を知る上で重要である。その当時、意識障害があったかなかったかを判定するのに欠かせない資料である。しかし、記憶がしらべられるのは常にあとになってからである。記憶をしらべることによって判定できる意識障害は、常に過ぎ去った過去の状態に関してである。最軽度の混濁状態の最中において記憶をしらべても、明らかな異常を確認できない。もし少しわるいとしても、それは時間的に少しさかのぼった時点での意識が問題になるだけであって、現在の意識を云々する資料にはならない。記憶機能を知ることは精神医学的に極めて大事だが、この時間的ズレを正しく認識しておく必要がある。臨床像の横断面で、精緻な観察をしないでおいて、あとになって患者がその間のことに健忘的であることを知って、「ああ、やはりあの時は意識混濁があったのだ」と主張する初心者が多い。臨床の現場では、たしかにそのようにしてしか意識混濁をはっきりと診断できない場合があることも事実だが、賞められたことではない。治療の問題を考えても、それではあとの祭である。医師は病者と向かい合って、あるいは病者のそばに座って、その時点での病者の状態をできるだけ正しく把握したいものである。

(五)　動揺性、可逆性、類型相互の変転性

意識障害はその程度が常に変動する。一日のうちでも一時間のうちでも、深くなったり浅くなったり揺れ動く。深い昏睡が幾日間も、時には幾カ月間もほぼ一定して続くこともあるし、また中等度ないし軽度の意識混濁が、臨床上あまり変化をみせずに数日間持続することはあるけれども、例外的である。とくに一見、同様の状態にみえても、詳しく観察すれば小さい動揺がみられるのがふつうである。意識水準とは、鉢に入れた水の表面のように、一見鏡のようにみえても、こまかく注視すれば絶えず揺れ動き、たゆたう。あるいは森の中の霧のように、濃くなったり淡くなったり、常に変化し、つかまえどころがない。意識障害とはそういうものである。したがって、意識の障害のある患者に対しては、

絶えざる頻繁な状態観察が欠かせない。

意識障害は常に可逆性をもつ症状である。いいかえれば、治癒可能性が常にある。幾週間も、幾カ月も重い意識混濁を示した人が、徐々に、あるいは時には急速にその意識障害から回復することは稀ならず経験する。もちろん一般に昏睡が長ければ予後はそれだけわるいことが多く、回復可能性も小さくはなるけれども、決して遂にゼロになることはない。意識障害である限り、最後まで望みを棄てるべきではない（長期間持続する意識障害と器質性認知症との臨床的鑑別は時にむずかしい。このことについては後述する）。

意識混濁の深さが変化すると同時に、それに付け加わる興奮過程の強さが絶えず変化する。興奮過程が強くなればせん妄、錯乱状態を呈することになるし、また、もうろう状態を示すようにもなる。傾眠状態の患者が、急にせん妄に陥ったり、次いで昏睡におちこんだりする。また、昏睡から徐々に意識混濁が軽くなっていく途中で、もうろう状態を一過性に示したり、せん妄を何回か繰り返したりする。

意識障害の基礎過程が一般に機能的なものであり、量的に変動するものであるということとが、意識障害の動揺性、変転性の理由であろう。しかし、その基礎過程によって動揺性、変転性には少しばかりの特徴もある。たとえば、肝性脳症ではもうろう状態が繰り返されることが多い。傾眠や昏睡を示すこともあるが、大抵はもうろう状態の極期に短時日みられるだけである。尿毒症では意識混濁の著しい変動がとくにその特徴とされる。深い昏睡の直後に、比較的混濁の軽い時期があらわれ、次いでまた深い昏睡に襲われる。そして、挿間する比較的混濁の浅い時期には、一見、意識が清明かと見紛うほど軽くなるのが尿毒症の特徴とされる。低血糖性昏睡では、はじめもうろう状態を示し、次いで発汗や筋攣縮がほとんど常に現われる。そして遂に昏睡に陥るが、その前に自律神経症状や筋攣縮の強いことは低血糖性昏睡の時の目立つ特徴といえる。全身性エリテマトーデスの症状精神病では、軽度の意識混濁を示すことがふつうで、それに不機嫌、緘黙、拒食などが付加されることが多い。その外にも様々の基礎過程の示す意識障害に、それぞれある程度の特徴的な傾向がある。私はかつてそのことを文献的にしらべていくつかの場合を明らかにしたことがある。

もちろん、基礎疾患による意識障害の類型の特徴を、あまり強調するのは正しくない。ボンヘッファー K. Bonhoeffer の急性外因反応型という概念は、症状精神病の時にそこに現われる精神症状には基礎疾患特異的なものは何もなく、ある共通したいくつかの好発類型があることを明確にしたものである。それは器質性精神病の領域では今日なおそのまま妥当する輝しい業績である。ボンヘッファーは急性外因反応諸型に、単純な意識混濁は含めなかった。それはただマイナスの精神病状ということで、反応というにはふさわしくなかったからであろう。しかし急性外因性脳症状の中核は意識障害であることにまちがいはなく、その意識障害の中の諸現象型が、ある場合には、基礎疾患とある程度の相互結びつきをもつことは知っていてよかろう。

そのような留保はあっても、意識混濁の深さが時々刻々動揺し、種々の興奮過程が加わって意識障害の諸現象型の間を絶えず変転するのが、意識障害像の性質である。

(六)　意識障害と臨床脳波

意識混濁をしらべる検査として、脳波は極めて有力な手段である。頭皮上から誘導した脳波は、正常意識でかつ閉眼安静時には八～十二ヘルツのα《アルファ》波を規則的に示す。それが、意識水準の低下につれて周波数がおそくなる。四～七ヘルツの波をθ《シータ》波と呼び、三ヘルツ以下の波をδ《デルター》波という。意識混濁と共にα波が少なくなり、θ波、δ波が次第に多く出現してくる。これを徐波化 slowing という。

睡眠時脳波との比較がここで示唆的である。入眠期から睡眠が次第に深くなるにつれて、脳波は徐波化する。θ波の多い時期を経過して次第にδ波が増す。深い睡眠時には一～二ヘルツほどのおそい、かつ高振幅のδ波が不規則に連なる。深い睡眠から目覚める時には、脳波はこの逆の過程を辿る。そしてこの脳波の徐波化の程度と、覚醒に必要な刺激の強さはよく相関する。一晩中の睡眠を入眠期から翌朝の覚醒まで、引き続いて脳波記録したものが終夜睡眠脳波であるが、そのような記録をしらべると、睡眠の深さは一定ではなく、動揺しており、深睡眠と浅睡眠の間を一晩に数回周期的にいったりきたりする。

睡眠脳波の中で、臨床的な睡眠深度は深いにもかかわらず、脳波上は高振幅徐波を示さず、むしろ低振幅で様々な周波数の波を示し、さらに特徴的なこととして速い眼球運動がみとめられる時期がある。速い眼球運動rapid eye movementを特徴とするのでREM睡眠と呼ばれる。また睡眠深度と脳波の徐波化との相関性に矛盾するため、逆説睡眠paradoxical sleepともいわれる。人間の夢の大部分はこのレム期で生じることが確かめられている（大熊）。

睡眠深度と脳波の徐波化の相関性、ならびに低振幅パターンのレム期と夢現象との関係は、意識混濁と徐波化、ならびにせん妄の脳波とせん妄時の幻覚妄想現象とに比較的よく対応する。それらを互いにつき合わせながら考えるのに、興味ある知見であると思う。

臨床的に、意識障害があり脳波で何らかの徐波化が証明されれば、さきにみた臨床的判定はさらに確固とした支持をえたことになる。臨床的に意識障害を示しながら、もし脳波には全く徐波がなく正常のαリズムをみとめるなら、臨床像は慎重に再検討されるべきである。その意識障害が真の大脳機能低下でなく心因性のもの（ヒステリー性失神、ヒステリー性もうろう状態）かどうかが考慮されるべきである。それくらいに脳波所見が意識混濁に対してもつ意味は大きい。逆に臨床的に意識清明と判定した人の脳波が徐波を示した場合は、徐波の原因として認知症など、意識混濁以外の大脳皮質機能低下を考えねばならない。のちに述べるように、臨床的に混濁がまだ把握しにくいのに、脳波の徐波化の方が先行する脳症もある。ともかく、意識混濁の最終判断に脳波は今日欠かせない一つの資料である。しかし、意識混濁の深さと脳波異常の程度の相関については、もう少しつっこんだ検討が必要である。

意識混濁が深まるにつれて高振幅徐波が多くなり、昏睡に近づくと一層δ波が優勢となる。そして、深昏睡になると脳波は次第に平坦化してしまう。混濁の深さと脳波の徐波化とは相関すると前に述べたけれども、睡眠脳波と睡眠深度の並行性ほどには一般化できない。睡眠の場合には脳波の波型から（厳密にはそれに、眼球運動や皮膚電気抵抗、呼吸などの記録も合わせなければならないが）、個人差を越えて睡眠深度を判定することができる。しかし、意識混濁の時には脳波波型からその人の意識状態を判定することは一般的にはできない。脳波の徐波化と臨床的な意識混濁の程度との間には、個人差が大きく、また同一人でも障害の原因によるちがいが大きい。たとえば、脳波では同じ程度の徐波化を示すAとBが、臨床的にはAが著明な意識混濁状態にあるのに、Bは極く軽い意識混濁を示すということがある。あるいは、同じ病気に罹患しているCとDが臨床的にはほぼ同じ強さの意識混濁状態にあるのに、脳波上では一方が強いδ波型を示し、他方が極くわずかのθ波混入程度の徐波パターンを示しているということがある。さらに、脳炎の時、中等度の意識混濁において軽度のθ波型を示したEは、別の機会に頭部外傷をうけた時には、その回復期の軽度の意識混濁において著しいδ波型を現わした。このように個人によって、また同一人においても、意識障害をおこす原因疾患によって脳波の徐波化と臨床的意識混濁程度との結びつきは様々である。ただいえることは、同一人がある一つの病因による脳障害時においては、臨床的意識障害の深さと脳波の徐波化とは平行しながら推移するということである。繰り返せばXという病気で意識障害に陥っている患者Fの場合、ある時点での脳波の徐波化が、次の記録時にもし改善されているなら、臨床的な意識障害も軽快していたにちがいなく、逆に意識混濁がより深くなれば、その時の脳波は、前の記録時よりさらに徐波化が強いことを想定して、まずまちがいない。そのようによく相関する。

脳侵襲の原因によって、意識混濁と脳波の徐波化との間にズレがあることは、たとえば肝性脳症の時に経験する。肝性脳症では、臨床的にはなお意識混濁がそれとして確認できない時期に、脳波上著しい徐波化を示すことがある。また肝性昏睡から覚めたあと、すでに臨床的に意識清明と判定される状態において、なお脳波の異常が続いている。このように原病による徐波化しやすさというものは、注意しておく必要がある。

最も軽い意識混濁の時の脳波をしらべると、θ波が散発的に出てはいるが、すぐその記録だけからで異常徐波化と断定できない場合がある。すなわち、いわゆる健康者でも正常覚醒時にθ波を少数散発的に示す人は決して少なくない。したがって、それだけで病的脳波かどうかは判断できない。その人の病前の脳波がとってあれば、それと比較することによってその差をみることができるが、日常臨床では問題になってはじめて脳波を記録するのがふつうである。この時、必要なことは継続的な脳波検査である。同一人について、臨床像の変化につれて、そしてすっかり回復したあとの時期に脳波を繰り返してしらべる。それを比較することによって、当時のθ波出現の意味づけが正しくおこなわれる。

せん妄、錯乱状態の脳波は、θ波の混入を伴う低振幅速波パターンと要約できる。意識混濁が徐波化という一連の系列を示すのとはやや趣きを異にする。せん妄の脳波がレム期の脳波と似ていること、そしてせん妄時の心的体験がレム期に多い夢体験とが類似していることは既に述べたが、このことから、レム睡眠の神経生理学的基盤として考えられている青斑核が、せん妄の時にも問題になるのではないかという議論もされている。しかし、まだまだ解明にはほど遠い。それはともかくせん妄の診断にとって、臨床脳波はあまり役に立たない。

徐波化を示さない特殊な昏睡がある。α昏睡と呼ばれる状態である。臨床的には昏睡にありながら、脳波上健康時と全く変わらないαパターンを示す。これは病巣が脳幹の橋にある場合におこる。橋以下が破壊されても、中脳以上の網様賦活系が保たれていると、臨床的には昏睡状態にあるにもかかわらず、大脳皮質の脳波は健康時とほぼ同じパターンを示しうるらしい。このような臨床状態と脳波所見との極端なズレは、脳波発生機構をめぐる神経生理学的関心だけでなく、意識障害というものの本態をめぐる精神医学的関心をもかきたてる。

(七) 意識障害をつかむのに必要な心構え

意識を障害されている病者が、自分の意識障害について訴えることは一般にない。つまり病識を欠いている。中等度以上に重い意識障害が、自分の状態について正しく認知できないのは当然としても、軽度の意識混濁者でも自分の精神機能の不全をほとんど全く自覚できないという事実は、考えれば不思議なことである。周囲の人々とある程度会話もできるし、食事をしたり便所へいったりもできる程度の軽い意識混濁の人が、どうして自分の異常に気付けないのであろうか。この点、後にもふれるように、認知症の場合とややちがう。認知症の時には、常にではないが自分の記憶力低下や思考力の衰えを自覚している。意識障害者は自分で異常に気付かない。こちらが質問すれば、なかには「少しぼんやりしているようだ」とか「少し忘れっぽい」などと自分の異常を肯定する場合もあるが、それでも自らそれを訴え悩むことは全くといってよいほどない。おそらくこのことは、外界の認知よりも自分自身の心的機能を認知することがよりむずかしいことに由来するのであろう。そして、認知症に比して意識障害はたとえ程度が軽い場合でも、障害がより全般的なため、自己洞察をもちにくいのであろう。

ともかく、意識障害は病者自身から訴えられない症状である。だからこちらでみつけないといけない。家にいれば家族が、病院にいるなら医師や看護師が発見してやらなければならない症状である。なかでも病者に最も責任をもつ医師が、意識障害の把握に最も鋭敏でなくてはならない。しかし実際には稀ならず、家族や看護者が意識障害の発見を医師よりも的確におこなう。これは家族や看護者が医師より病者の生活の近くにおり、かつ四六時中病者の傍らにいるからである。医師の書くカルテよりも、看護日誌の記載の方が意識障害は如実に表現されていることが多い。これは看護者が病者を一人の人間としてみており、その行動をトータルなものとして病室生活の中でみているからである。医師は病者をみずに病気にのみ関心を向けがちである。意識障害に限らず、精神症状はそのような姿勢ではみえてこない。

意識障害を臨床的に把握するには訓練がいる。訓練さえつめば、大ていの場合それほどむずかしくない。数分間あるいは十数分間のその
つもりになった診察で、大部分の場合は意識障害の有無を判定できる。そうなるためにはどんな訓練が必要か？　それは要するに日常の診察場面で、常に相手の「意識状態は？」という問いを自らに発し、自らその答えを出す作業をおこなうことである。それによって意識清明とはどういう状態かを、数分の応待で判断できる力がつく。相手の注意のあり方をどうすればつかめるかがわかる。部屋に相対した時の相手の態度、姿勢、表情、仕草、こちらの質問の理解、それへの反応、会話をしながらの眼の動きや体の動きなど、一つ一つに相手の注意がどれくらいゆきわたっているかをみるわけである。こちらに対してどのくらい関心を向けているか、こちらの問いかけに対してどのくらい素早い反応をし心を向けているか、精神活動の活溌さと細かさと周囲へのマッチの仕方をみつめるのである。それは訓練すれば数分の短い時間でみてと

れる。意識が清明でない、すなわち注意が障害されていると なったら、さらに時間をかけて詳しく診察を続ける。疑わしい場合には、時間を惜しんではならない。

意識障害をつかむ能力を鍛えるには、精神的現在症をとるはじめに、「この人の意識状態は如何？」という問いを常に自分に向かって投げかけることである。それを繰り返しおこなっていれば、力はひとりでにつく。病者がこちらに問わないから、医師自らが自らに問うのである。それが基本的に大切な心構えである。

第三章　意識障害の臨床類型

(一)　二つのグループ

ここで意識障害の類型について、やや教科書的な説明になるが簡単に整理しておこう。意識障害はその現われ方から、いくつかの特徴的な類型に分けることができる。もちろん臨床の実際においては、それらの類型にぴったりあてはまる典型的なものもあるし、そうでない場合もある。いくつかの類型の特徴をそれぞれ部分的に持っていたり、二つの類型の中間的な状態もある。類型であるから、あれかこれかではなく、いま目の前にみられる状態がどれくらいある類型の特色を濃くもっているか、あるいは他の類型の色彩も併せもっているか、である。その最も強い傾向によって、一応その類型の名称を冠するのである。「弱いせん妄傾向を有する中等度の混濁」とか「傾眠傾向を併せもつもうろう状態」

とか、事実に則して状態を把握すればよい。一つの類型から他の類型へ、時間の経過と共に変転することは既に述べた。

意識障害は単純な意識混濁の系列と、それとはやや異なる意識障害のグループ（意識変容）とに分けられる。意識障害、意識混濁、意識変容、意識変化などの語は、それぞれ用いる人によって意味がちがい、概念の広さが一定しないことを知っていなくてはならない。私はブロイラー M. Bleuler にしたがって、このように二大別する。

このように二大別するのは、かなりの程度非現実的である。といってわるければ、やや抽象的にすぎる。このようなはっきりした二グループに分けられるわけではない。現実に存在する意識障害像というのは、もっと渾然一体のものであって、それぞれの類型の間のちがいより類似の方が大きい。二グループ間にしてもそうである。一方は混濁の系列、他方はそれに加えて様々な陽性精神症状があるといってみても、実際の臨床では、何らかの陽性の精神症状が全くみられないただの混濁はないし、その程度が弱いだけのことである。それを承知の上で、概念的整理の都合上、このように分ける。（補遺）

(一)の【補遺】

意識障害を二つのグループ、意識混濁と意識変容に分けるのは、さまざまに異なる形をとる意識障害時の精神神経状態を理解・整理するのに今日なお有用であると私は確信している。

しかし、一方、一九九二年に改訂された世界保健機構ＷＨＯの国際疾患分類・第10版International Classification of Diseases（ＩＣＤ－10）では、意識障害、せん妄などの用語は次のように用いられている。

すなわち「症状性を含む器質性精神障害」という大項目の中に、認知症、器質性健忘症状群と並べてせん妄deliriumを置く。そしてせん妄とは「意識、注意、知覚、思考、記憶、精神運動性活動、感情、そして睡眠覚醒周期の障害が同時におこることによって特徴付けられる」（融道男他訳・ＩＣＤ－10精神および行動の障害　医学書院　東京一九九三）。つまりここでは、意識の障害、注意の障害、認知の障害、思考の障害、記憶の障害などからなる病像をせん妄と呼んでいる。そして意識障害は混濁から昏睡まであるとしている。

ＩＣＤ－10では意識障害を清明さの低下という点でのみ把えており、注意や認知や思考、記憶の障害を意識障害と並列的に取り扱うのである。意識概念そのものが多義的なのであるから、このような立場もそれなりに理解できる。しかし私は、意識障害とは意識活動全体の低下そのものであって、意識活動の諸側面である注意、認知、思考、記憶、感情などの障害がすなわち私たちに外から把握できる意識障害の現われである、というみかたをとる。

ともあれ、さしあたりは、せん妄という用語の定義、意識障害という言葉の概念がそれぞれちがっていることを知って、言葉を用いることが必要であろう。

ちなみに米国精神医学会のＤＳＭ－Ⅳ（一九九四）でも、せん妄はＩＣＤ－10とほぼ同様に取り扱われている。

(二) 意識混濁の系列

軽度の意識混濁は、昏蒙 Benommenheit、錯迷 confusion などと呼ばれる。既に述べたように、軽度意識混濁と正常意識の間の移行的状態、すなわち最軽度の意識混濁は、明識困難状態 Schwerbesinnlichkeit などとも呼ばれる。この状態の臨床診断はむずかしく、また理論的にも議論のあることは既述した。すなわちこのような最軽度の障害状態を、意識混濁の中に含ませるべきでないとする考え方である。ヴィーク H. H. Wieck の通過症状群 Durch-gangs-Syndrom という概念は、この領域を意識混濁の系列から離すことによって生まれてきたものである。ヴィーク門下のダウンが通過症状群における意識の問題を、意識希薄として把えていることは既にふれた。

中等度の意識混濁は、傾眠 somnolence、昏迷 stupor、昏睡 sopor などといわれている状態に相当する。昏蒙という概念は軽度から中等度まで、すなわち昏睡を除いた意識混濁の全体を指して用いられることもある。学者によって言葉の概念の幅がちがう。いずれにせよ、この段階の意識混濁は、周囲の人によって容易に異常状態として把握される。

重度の意識混濁はすなわち昏睡である。昏睡では、すでに混濁という言葉の適用が矛盾しており、意識を喪失しているというべきであろう。もっとも、昏睡にも深昏睡から半昏睡（前昏睡）と呼ばれる状態まで、ある程度の幅がある。

㈢　意識変容のグループ

意識混濁に加えて、いろいろな陽性の精神症状が加わって、臨床的に様々な特徴を示す場合がある。昔からそのような状態を、多くの人がそれぞれ特徴づけてとり出し、それぞれに名称をつけてきた。（補遺）その中で臨床的にもしばしばみられ、かつ臨床上の特徴も比較的よくまとまっているのはせん妄 delirium である。軽度（ないし中等度）の意識混濁に、強い精神運動性興奮が加わったものである。幻覚妄想をも呈しうる。せん妄については、第二章㈡ですでに詳述したので繰り返さない。ただ先にもちょっとふれたように、意識混濁の系列に属する現象像の際にも、よくみると多かれ少なかれ興奮症状は伴われている。それ故、見方によっては、あらゆる意識混濁は、強い弱いの差はあれ、せん妄的であるともいえる。事実そのような立場に立って、意識障害全体を、せん妄という言葉で表わす学者もいる（第三章(一)の補遺参照）。錯乱状態という言葉もそのように用いられる。

もうろう状態 Dämmerzustand, twilight state という概念は、精神医学的には重要であるが、実際の臨床では今日やや曖昧に用いられる傾向がある。本来の意味は、意識が全体に障害されるのでなくて、限られた一部の意識分野はかなりよく保たれている状態を指す。したがって、もうろう状態を意識混濁や意識変容から区別して、意識狭窄（狭縮）として別に扱う人もいる。しかし、意識障害を詳しく観察すると、むしろ大抵の意識障害でその障害のされ方に凸凹があり、決して文字通り一様の障害ではない。意識活動全域にわたって、その低下の仕方が一律ではない。意識変容、たとえばせん妄でもそうであり、意識混濁の系列に属せしめてよいような状態においてすら、よくみればそうである。いいかえれば、意識狭窄的性質は多かれ少なかれ意識障害の他の類型にもみられる。だから、もうろうだけを特別扱いする必要はないことになる。しかし、この考え方が今度は逆にもうろう状態の特徴への注目を弱めてしまったのであろう。今日、わが国の臨床ではある程度部分的にまとまった行動ができる反面、他の部分では強い混濁を示し、かつ精神運動性の軽い興奮があるような時、もうろう状態とされる。患者はウロウロ歩きまわり、人に問いかけ何かをしようとするが目的がなく、キョトンとしたりぼんやりしたりしている。肝性脳症の時や、てんかんけいれん後の病像がこれにあたる。けいれん後のこのような状態を、けいれん後もうろう状態と呼ぶのは、外国でも同様である。わが国だけではない。しかし、すでにおわかりのようにこの状態は単に軽い意識混濁ないし、極く軽いせん妄と呼んでも差し支えなく、これらの間に区別のおきようがない。

もうろう状態という概念は、やはり意識狭窄という特徴を著しく強くもつ意識変容の一類型としてとっておくべきである。ただし心因性もうろう状態では、意識狭窄が典型的にみられるが、器質性基盤をもつ意識障害で、きれいなもうろう状態がおこることは、あまり多くないと私は思う。てんかん性もうろう状態（けいれん後のものでなく、てんかん発作そのものとしてのもうろう状態）についても、この論点からのより詳しい研究が必要であろう。臨床医としては、目の前にいる病者の意識状態が、せん妄かもうろうかと迷い議論するよりは、意識混濁の深さを測り、意識狭窄の程度を的確に把え、精神運動性興奮がどのくらい強いかを正確に知ることが大切である。

アメンチア amentia という用語は今日、すでに意識変容の類型としては用いない方がよい。病者自身が「困った、困った」「何が何だかわからない」と強く困惑を示すような意識混濁を、アメンチアといった時代もあったが、その後、この語は意識障害を離れても用いられたし、英国では精神発達遅滞をアメンチアという。紛らわしい用語であるし、今日、昔のアメンチア概念を用いないと把握しにくいような意識変容のグループはとくに見当らない。困惑状態が強く表面に出た、興奮の弱いせん妄や意識混濁に対して「アメンチア的な色彩がある」と表現することは、時に私もおこなう。しかし困惑が強いといいなおせばすむことであって、アメンチアという語はかえって意見の交換を妨げよう。

夢幻状態 dreamy state, oneirism は英仏でよく用いられる言葉である。要するに夢の中にいるように、半ばぼんやりし、半ば醒め、周囲の知覚が歪み錯乱し、弱い精神活動があっていろいろの行動をしようとするが、キチンと合目的ではなく、スピードものろい。すでにわかるように、もうろう状態との間に重なりがあり、弱いせん妄状態とのちがいは、明確なものではない。てんかんの鈎回《こうかい》発作として夢幻状態の語がよく用いられるが、臨床症状を素直に見る限り、今述べたように、もうろうや弱いせん妄あるいは多少の精神運動性興奮を伴った昏蒙などから、際立った一グループとしてとり出せるわけではない。ただ障害された意識状態の患者の中に夢のような多くの表象や視覚像が出現する場合、夢幻状態という語は言いえて妙である。なお使用して役立とう。

㈢の【補遺】

意識障害（ＩＣＤ－10でいえばせん妄）の中にさらにそれぞれの特徴をもった臨床類型を区別することは有用である。臨床の実際でその類型が疾患診断や病態生理を考える上で意味をもつことがあるからである。意識障害、あるいは（ＩＣＤ－10では）せん妄と一まとめに呼んだだけでは不十分である。

たとえば側頭葉てんかんのもうろう発作、肝性脳症の時のもうろう状態、アルコールせん妄などはそれぞれ臨床的にかなりの特徴をもっている。その特徴はもちろん疾患特異的などとはとてもいかないが、その経過、消長とを併せて観察すればかなりに特徴的である。

意識障害（ＩＣＤ－10でいえばせん妄）の下位類型が臨床上重要な意味をもつことがあるというのは、あのエコノモ脳炎の場合を思い出せばよい。フォン・エコノモが嗜眠性脳炎としてこの病気を発見した時、その特徴的な意識障害が重要なひとつの診断指標であった。その特徴とは要するに強い傾眠、嗜眠の状態であって、刺激によって目覚める。そしてまた、立ったままでも窮屈な姿勢のままでもそのまま眠ってしまう。この状態が幾日も持続する。病気が進行するとこの特徴は失われてふつうの意識混濁からさらには昏睡に至って死亡する。この嗜眠性という点からエコノモは睡眠中枢の侵襲を想定し、事実、中脳被蓋部を中心とする病変が確かめられた。

その後、エコノモ脳炎のこの意識障害の特徴は必らずしも厳密に受け止められなかったが、同時にエコノモ脳炎自体が発生しなくなり、問題は消えてしまった。

それにしても意識障害がその病因、侵襲部位によって、ある程度の特徴をもつことは事実であり、それを把握することが器質性精神病をより詳しく診断できることにつながるのだから、ゆるがせにはできない。

㈣　特殊な意識状態

　フランスで覚醒昏睡（または可知覚性昏睡）coma vigil と呼ばれる状態は、意識混濁とある程度の覚醒状態とが絶えず入り混じっている状態である。せん妄との区別は必ずしも明確でないし、動揺の激しい意識混濁といってもよい病像である。また、次に述べる無動性無言の状態を指して覚醒昏睡という場合もあって一定していない。

　クレッチマー E. Kretschmer がこの症状群をはじめて記載したように、失外套症状群 apallisches Syndrom は大脳外套（皮質と皮質下白質を含む部分）の広汎な破壊によっておこる。患者はベッドに横たわり、昼は目を開いて視線を動かす。嚥下機能は保たれる。そして夜は眠る。しかし認知は全くできず、反応もできない。防禦反応もない。この状態は意識障害ではなく、全失認、全失語の状態とみなされている。脳波の徐波化傾向は著しくない。

無動無言 akinetic mutism（ケインズら H. Cairns）はそれに対して脳幹部の損傷でおこる。無言で、眼球運動を除いて自発性の身体運動のない状態である。痛覚に対する逃避反応などはみられる。嚥下機能も保たれる。睡眠覚醒のリズムはみられるが傾眠傾向がある。この状態では意識は障害されていると考えられる。脳波は高振幅徐波を示す。状態は可逆性である。

このように失外套症状群と無動無言とは一応異なったものとして報告されてきたし、その可逆性や脳波所見から本態はちがうことをみとめざるをえないが、臨床像はそれほど判然と区別できるものではない。よく似ているといってよい。基礎病変がちがうのだから臨床像の区別をさらに的確にできるよう今後の臨床研究が必要であるが、今のところ臨床的に確定的なちがいをあげることは困難である。意識障害が失外套症状群になく、無動性無言にはあるという時、その判断は何によっておこなわれているのだろうか。開眼してキョロキョロ視線を動かす時の目の輝き（さも覚醒しているような！）、昼間の傾眠傾向の有無などがそれをいう時の支えになっているであろうが、その程度の指標で、意識障害を云々できるかどうか問題がのこる。いずれにせよ、失外套症状群の時の意識水準の判定はむずかしい。全く周囲のものを認知せず、全く喋らず、全く反応せず、体動もない状態（失外套症状群も無動性無言も共にそうである！）で意識を論じるのは極めてむずかしいことである。このことは、ある場合における意識障害と認知症との鑑別の困難さに共通する問題である（第四章㈤参照）。

遷延性植物状態 persistent vegetative satte は近年、救命医学、蘇生術が進歩するにつれて増えてきた。要するに呼吸、循環など生存に基本的に必要な植物神経機能を除いて、すべての中枢神経機能が強く侵されている状態である。この言葉は失外套症状群や無動性無言も含めて、広く用いられることもあるが、もっと限定的に用いる方がよい。覚醒睡眠のリズムなど、すでにここではみられない。遷延性植物状態の時、意識はどう表現したらよいか。昏睡である。遷延している昏睡以外の何ものでもない。

とじこめ症候群 locked-in syndrome は、意識障害ではない。橋底部の損傷によっておこる。四肢、軀幹の完全な麻痺があるのに知覚や認知能力がよく保たれているのが特徴である。残された眼球の随意運動を用いて、モールス符号に従って意志の伝達が可能であった症例などが、このとじこめ症候群の典型である。

第四章　意識障害と鑑別を必要とする精神病像

(一)　記憶障害の目立つ状態

記憶力が低下して忘れっぽくなることがある。たとえば年をとると多くの人は記憶力が低下する。新しいことをなかなか覚えられず（記銘力低下）、昔、覚えたことも想い出しにくくなる（想起力低下、あるいは記憶財の消失）。このような、とくに特徴のない記憶力の全体的な障害の外に、記銘力の強い低下と見当識の著明な障害および健忘からなるいわゆる健忘症状群（コルサコフ症状群）がある。これらの状態像は時に意識障害と紛らわしい。

そもそも意識障害の時には記憶も障害される。記憶力に全く影響のないような状態は意識の障害とはいえない。記憶という作業が正しくおこなわれるためには、清明な意識状態が不可欠である。しかし逆は真ならずで、意識が清明なら記憶は常に正確におこなわれるかといえば、そうでない。そのため、記憶のみが主として障害される場合と、意識障害との鑑別が臨床上問題になる。

記憶が低下して、精神的に不活発でぼんやりしている状態は、それが意識障害のためなのか認知症なのか、それとももっぱら記憶力障害だけが問題になる状態なのか、鑑別を強いられる。記憶力を知的機能や意識と全く分けて取り扱うことについては議論があろうが、臨床的にはこの三つのどれか一つが主として問題になる事態が現実にあるのだから、はじめから鑑別を意味ないものと放棄することは正しくない。質問し、課題をあたえ、刺激をあたえて反応をみ、もっぱら記憶領域の障害なのか、それとも他の意識活動全体の障害もあるのかをしらべねばならない。意識混濁者を記憶力低下状態とのみ診断してしまう誤りが実際に少なくない。

意識障害とは無縁の、典型的な健忘症状群は、たとえばアルコールコルサコフ病の時にみられる。この時には、患者は強い記銘力障害、見当識喪失、健忘、そして作話を示すけれども、私達との応対場面では細かいところに注意が届き、こちらの問いをよく理解し、記憶力を用いないですむような課題は素早く正確に解く（補遺）。会話していても表情や視線は活発に動き、相手の反応を正確に察知して反応する。記憶や見当識以外の精神活動は、十分に活発であると判断できる。大抵昔学習したものは記憶している。むずかしい字を読み書きし、むずかしい単語の概念を知的に理解している。このような場合、意識障害のない純粋な健忘症状群と診断できる。

しかし、臨床的に遭遇する大部分の健忘症状群は、アルコールコルサコフ病の時のようではない。もっと精神活動全体にも多少の低下がみられるのがふつうである（コルサコフ病の時でも、厳密に検討するとこの辺の事情はそう異論ないわけではないが、ともかく記憶、見当識以外の意識活動は格段と活発で正確に働いている）。すなわち、多くの健忘症状群においては、記憶領域の障害と、それ以外の精神機能の障害との落差があるにはあるが（落差があるからこそ健忘症状群として見立てるのである）、その落差は非常に大きいものもあれば、それほど大きくないものもある。いいかえれば、臨床的に記憶面の障害が一番顕著ではあるけれども、同時に意識活動全体の低下もみられるような場合が実際には多い。この時、それが健忘症状群を前景に出した意識混濁状態なのかどうかが問われる。それは単に思弁的な問題ではなく、治療上、また予後の見通しを立てる上でも重要な問題である。つまり、意識混濁が基底としてあって、付随的な二次的な要因によってたまたま健忘症状群が臨床的に前景を占めているのか？　もしそうなら、意識混濁が治れば健忘症状群も消えてしまうであろう。あるいは、健忘症状群が基本的に中心障害の現われであって、それに付随的に他の意識活動障害も加わっているのかどうか？　もしそうならそこにある健忘症状群を、神経心理学的な巣症状として検討する必要が生じる。多かれ少なかれ種々な精神機能低下を伴った健忘症状群をみたら、今述べたことは一応考慮されるべきである。臨床の実際ではこのような健忘症状群が多いのである。

だが、この考慮はいつも成功裡に果されるわけではない。いや、むしろいくら検討してもどちらともわからないことの方が多いくらいである。この時には敢えて無理して決めつける必要はない。わからない点はわからないまま保留しておけばよい。このような、むずかしい、判断に立ち往生してしまうような状態が健忘症状群ではしばしばある。古くボンヘッファーは健忘症状群を急性外因反応の中でとくに「経過型」と称して特別扱いした し、近年ヴィークは通過症状群の中に健忘型を数えている。これは健忘症状群に意識混濁が重なっているかどうかの判断がむずかしいことからおこった、学者達の苦心の現われと解せよう。

健忘症状群は、昏睡から醒めて意識障害が次第に回復していく途中で現われることも多い。たとえば頭部外傷で昏睡に陥った人が、そこから次第に回復していく時、健忘症状群の時期を経過する。昏睡から中等度の意識混濁を通り、その間にせん妄を示したりしながら日を追って意識がはっきりしてくる。そして同時に健忘症状群が次第に露わになってきて、幾日間か続くことがある。時には健忘症状群の段階で数週間、数カ月間も持続することさえある。このような時、意識混濁のどの時点から健忘症状群が現われ、健忘症状群の目立つどの時点からすでに意識は清明になったのか、判定するのはなかなかむずかしい。一義的には決められない。ともかく健忘症状群が意識混濁の中で露わになり、混濁を含みながら経過し、そのまま治ってしまったり、あるいは遂に意識混濁のない純粋な健忘症状群の状態に至ったりする。肝心なことだと思うが、意識混濁のある健忘症状群は、回復可能性が非常に高いのに対して、混濁の全くない純粋な健忘症状群は、回復可能性が一般に低く、回復するにしても大層時間がかかるのが常である——ことを私は経験している。健忘症状群をみたら、意識混濁の存在を注意して確かめねばならない。

㈠の【補遺】

「記憶力を用いないですむような課題」と書いたが、厳密に考えるとそんな課題はありえない。記憶力に関するこの部分の私の記述は不正確なので、補う。

タルヴィング Tulving, E. は長期間保たれる記憶（長期記憶）を、エピソード記憶 episodic memory と意味記憶 semantic memory に分けた。彼のいうエピソード記憶とは、個々の人が直接体験したことの記憶、すなわち自叙伝的な経験の記憶であり、意味記憶とは、たとえば学校で習った知識、いうなれば辞典的な事柄の記憶をいう（Tulving &

Donaldson（eds）：Organisation of memory. Academic Press, London 1972)。

タルヴィングのこの長期記憶の二分は、コルサコフ病の記憶障害の特徴を理解するのに非常に役立つ。コルサコフ病では、記銘力障害とは別に、このエピソード記憶が強く失われている。それに反して意味記憶は格段とよく保たれているのである。これがコルサコフ病の健忘（逆向性健忘）である。

(二) 精神運動性興奮を伴う状態

精神的に不安が強く、感情的に興奮し、身体運動面にも多動状態がみられるような精神運動性興奮は、意識混濁に伴われても現われるし（せん妄）、意識障害とは無関係にも現われる。このような精神運動性興奮が臨床症状の前景を蔽いつくしている時、蔭に意識混濁があるかどうかをみつけるのは時にむずかしい。言いかえれば、そこにみられる精神運動性興奮が意識障害を基礎として出現したものかどうかを的確に判断することはむずかしい。時には不可能でさえある。それは次の二つの理由によろう。

一つは、精神運動性興奮が強いため、丁寧に細かく心理機能をしらべることができにくいことによる。不安にさいなまれ、一刻もじっとしておらず動きまわり、稀ならず錯覚や妄覚のために周囲に対して警戒的で敵対的に行動するような状態の人では、その心理の細かい内容をしらべようがない。ただそれでも何とか心理的に近づこうとしてわずかの問答に努力したり、あるいは少し離れてその人の行動や反応をそっと観察したりすることの中から、何とか精神運動性興奮の性質を知ろうと努めることしかできない。そのような努力によって、大部分のせん妄はせん妄として、単なる心的感情興奮から識別できるけれども、すべてではない。経過や基礎疾患やこれまでに得ているその症例の知識が、判断の資料として大いに役立つことはいうまでもない。しかし、横断面だけでの判定は稀ならず難渋を極める。

第二の理由は、精神運動性興奮が強いと、二次的に意識水準に変化がおこりうるという事実にある。誰でも経験するように、強い感情興奮の時には、ふだんのように冷静に思考や認知が働かず、注意は感情興奮の向いた部分にのみ向けられて偏り、錯覚をおこしやすくなり、曲解しやすくなる。このような精神機能全体の障害が、強い感情興奮によって二次的に生じる。この場合のような精神機能全体の障害と、器質性症状としての意識混濁とが、すっかり同じであるわけではないが、既に述べたように、軽度の意識混濁の臨床的指標となるいくつかの精神機能の低下は、両者ともにみられ、症状レベルではその区別をつけることはできないであろう。少し時間をかけて、症状の動きや、興奮の様子などを知れば、多くの場合には基底に意識障害があるかどうかわかってくる。興奮のためおこる二次的な意識の障害は、興奮の強さに平行する。少し興奮が鎮まれば、直ちに正常にもどる。その迅速さは、せん妄の時とは比べものにならない。

しかし、単純な激情興奮の場合はこのようにいえても、統合失調症性興奮や躁病性興奮ではそう簡単にいえないであろう。これら精神病性の精神運動性興奮の場合には、もっと精神機能全体をまきこんだ形で興奮が生じる。注意とか思考とか判断とかが、単に感情の嵐によって二次的に影響され障害されているのか、それらもより一次的に錯乱しているのか、議論のあるところである。だからといって、いわゆる内因性精神病性の興奮はせん妄と全く同性質の意識障害であるといってしまっては、やはり大きな誤りに陥ると私は考える。その興奮を経過したあとその期間のことをどのくらい記憶しているかという問題にしても、また、せん妄ないし精神病性興奮がそれぞれどんどん重症化した時の終末像のちがいという問題にしても、両者が本質的に別の状態であることを明らかに示していると思う。

精神運動性興奮の時の意識障害の有無については、古くから緊張病性興奮の時に議論されてきた。統合失調症の緊張病性興奮は、近年では少なくなったが、かつては稀ならずみられ、その時にせん妄との鑑別が精神科医に求められた。ある青年に一、二日、ないし数日の精神身体不調を前駆として、急激に激しい精神運動性興奮がおこった時、統合失調症性の興奮か、あるいは脳炎などによるせん妄状態なのかは、緊急に識別されねばならない課題である。この時、問題は複雑である。脳炎による精神運動性興奮なら、常に臨床的にそれと認識できる意識障害があるかどうか。統合失調症性興奮なら、常に意識障害はないといってよいかどうか。この二つの問いは、共に決定的解答はないのである。多くの場合、妥当する一般的な傾向としては、この二問は、イエスである。しかしそれが例外なく妥当するといいうる臨床家はいない。たしかにその異常興奮状態が通りすぎたあとになって、その期間のことをどれくらい記憶しているか、つまり健忘をのこしているかどうかをしらべると、せん妄かそうでないかは多くの場合かなり容易に鑑別できる。しかし現場では診断が急がれているのである。通りすぎてからでは遅い。

さらに問題がある。急性致死性緊張病と呼ばれる一群の症例があるが、それが結局のところ脳炎なのか、それとも統合失調症なのか、今日なおわかっていない。この際にも、これらの症例が示す臨床症状が意識障害としてのせん妄なのか、統合失調症性の緊張病興奮なのか、いつも議論になる。しかも、どうしてもすっきりした解決に至らないのである。

統合失調症の精神運動性興奮がせん妄との鑑別を強いられるのと逆に、せん妄がしばしばいわゆる精神病状態と誤認される。むしろ今日ではこちらの方が臨床上問題が多い。たとえば老人の夜間せん妄やアルコールせん妄が、せん妄として把握されずに、妄想病や統合失調症の精神症状とみなされてしまう。

ある老人が家族に連れられて外来にきた。家族の話をきくと、この数日どうも様子がおかしい。自分のヘソクリが盗まれたと騒ぐ。自分が大事にしていた預金通帳がなくなっているという。嫁が盗ったにちがいないといって、嫁を責める。気が狂ったにちがいない

──と。そのようなことが以前にも二、三回あった。その時は放っておいたら数日でよくなった。しかしよくなっても家の仕事をその後しなくなり、ひがみっぽくなり家族によくあたるようになった──という。このような老人が老年性の妄想病とか妄想反応と診断されることは珍しくない。このような場合、私達は病者の一番異常な時に現場に居合せていないので、異常状態については家族の陳述を安易にのみこんでしまいがちである。異常な時の状態について、こちらが妄想状態や反応性の不安状態やせん妄状態などについての正確な知識をもった上で家族に問い返して情報を精錬しないと、まちがいのもとになる（第五章㈡参照）。そしてもう一つは、異常性が軽くなってしまったとしても、診察場面での病者を丁寧に診察することが大切である。精神的な現在症から、その人の過去の異常性がどんな性質のものであったかを知る良い判断資料がえられることが多い。現在でもなお妄想的なのかどうか、神経症性の不安を持っているかどうか、せん妄をおこす可能性のある身体的条件を持っているかどうか──などを透徹した目で探らねばならない。

アルコールせん妄も近年ますます医療上の重要性を増している。中年の男性が胃をわるくして内科病室に入院した。入院後、特別のこともなく同室者となれ親しんだ三日目になって、急にあらぬことを口走りはじめた。看護師がかけつける。しかし患者は看護師をおしのけ、ベッドから立ち上り、「テメェら何だ、この野郎、やる気か」と憤怒の形相凄まじく、近寄るすべがない。医師が呼ばれたが手の施しようもない。これは大変だ、精神病だ——と周囲が大騒ぎになる。統合失調症性の緊張病興奮が疑われて精神科病棟へ転科となる。ところが、しらべてみるとこの人は大酒飲みで、入院前日には自宅で、「これで当分お酒ともお別れだ」といって最後の晩酌を心ゆくまでしたこと、病室で興奮時、手がふるえていたことに看護師は気付いていること、などがすぐ判明した。精神病像にも幻視がみられている。要するに、アルコールせん妄である。十分な補液と心肺機能の確保、ビタミン補給と少量のクロルプロマジン投与で、二日後にはすっかり正常にもどったのである。

アルコールせん妄は慢性アルコール中毒者が、何らかの理由で酒を断った時、その二、三日~数日後に突発しやすい。身体疾患で入院することが、心ならずも断酒という状況をつくり、したがって入院二、三日後にせん妄が突発するという図式は、おぼえておく価値がある。他の精神病性の精神運動性興奮との鑑別に悩んだり、せん妄と診断した場合でも様々な原因をあれこれしらべるのに手間どるという愚を避けることができよう。

多動、興奮が臨床像の前景を占め、そこに意識障害が加わっているかどうか判断に苦しむ場合として、初老期、老年期の不安焦躁の強い抑うつ状態がある。この年齢の人のうつ病が不安焦躁を持ちやすいことはよく知られているが、患者はただ不安を訴え、落ち着きなく、動き廻り、徘徊し、質問者に答えるゆとりさえない。時には困惑状で、何をきいても「わからない、わからない」とつぶやく。このような病像においては心理学的に細かい診察もなかなか思うにまかせず、それ故、意識障害の有無の判定が困難になる。

いくつかの場合をあげて繰り返し述べたが、精神運動性興奮が強くて細かい心理学的現象を丹念にしらべられない時、そこに意識混濁があるかどうかを知ろうとしても困難であり、不可能のこともある。ではそのようなときにはどうしたらよいか。どうして器質性、非器質性とを分別したらよいか。むしろそのような時には、直接意識混濁を確定しようとするより、他の情報に頼って器質性か非器質性かを判断した方がよいこともある。他の情報とは、せん妄をおこす可能性のある身体疾患、脳機能低下、薬物使用などがあるかどうかとか、あるいは過去にせん妄の経験があるか、あるいは緊張病性興奮を経過しているかどうかとか、さらにはまた、現在症の中に統合失調症性の精神症状を強く伴っているかどうか、方向性のない混沌とした錯乱が主であるかどうかなどである。それらの情報を総合的、組み合せ的に用いて、さしあたりの判定をするしかないし、それが臨床的に必要な作業となる。

　要するに、精神運動性興奮の強い状態では、意識混濁以外の臨床標識に頼って、器質性、非器質性を弁別せざるをえないことがある。せん妄と、緊張病性ないし躁病性興奮や心因性の激情興奮との鑑別のために、直接意識混濁を探そうとしても不可能のことが少なくない。

㈢　著しい寡動状態

精神科の臨床で、心理的にも身体的にも動きが極端に少なくなる状態が問題になることは多い。非器質性のものとしては、ヒステリー性および統合失調症性、うつ病性の昏迷状態がある（昏迷とは意識障害がなくて、外界への反応が著しく乏しくなった状態である。昏迷 stupor という言葉は、英語圏では中等度に強い意識混濁の減動状態に用いるので注意）。また慢性化した統合失調症者の無為、意欲減退の状態も寡動である。器質性のものでは、いろいろな脳器質疾患の際の無欲 apathia があげられる。このような寡動状態のときに、意識障害との鑑別が問題になる。現象像そのものから、きちんと判定するのは時にやさしくない。

内因性精神病の昏迷の時には、自発的言動はなく、刺激への反応も欠如しているが、心的内界には活発な体験が動いているとみなされる。表情や姿勢や時にみられる行動から、それを察知することができる。そして、何よりも既往症やそれまでの臨床経過から大抵は診断できる。ヒステリー性の特殊な状態で意識混濁との鑑別が問題になる場合については次項で述べる。

意識障害との鑑別がよりむずかしいのは、器質性精神病の時の無欲状態である。そこでは意欲が低下し自発性が減退し周囲への関心が乏しくなる。刺激がなければ一日中でもぼんやりとしている。便所へは自分から行くし、食事にもちゃんと自分から出てくるが、あとは病室にいるのかいないのかわからないほど静かに一人でつくねんと時間を過ごしている。質問すれば簡単に答えるし、見当識なども一応保たれているが、自分から何かをしようとか、あるいは逆に何かをしまいとか、積極的に考えることはない。表情はとくに不安や苦悶がある様子でもなく、しまりがない。愉しくも悲しくもないといった風情である。このような時、意識が軽度に障害されているのかどうかは、治療看護のためにも正しく知りたいところである。発動性が乏しく、長く自ら語ってくれることをしないから、思路の障害などを見つけようとしてもうまくいかない。緘黙的な傾向があればなおさらである。質問してもすぐ答えてくれないし、あるいは黙ったままいるから、こちらの質問を理解したのかどうかもわからない。弱々しいながら反応があるなら、忍耐強い診察によって、既述した意識混濁の標識を探ることも可能である。その点では前項の興奮の強い場合よりは事情がよい。その他の目のつけどころとしては、状態像がどのくらい固定的、非動揺的であるかに注目すること。

たとえば、全身性エリテマトーデスで意欲減退を呈することがよくある。この時、そこに軽い意識混濁を探し出して回復可能性を確信するか、それとも器質性性格変化とみなして予後不良とみなすかは、臨床上重要な分岐点である。しかし、常にこの鑑別ができるというわけではない。さしあたり両方の可能性を考えながら「無欲、亜昏迷状態」という状態像診断に止めておくことが、かえって賢い。十分な根拠もないまま、不十分な考察の上にたって、意識障害を認定したり、あるいは逆に回復困難な器質性欠陥状態と診断する方が危険であろう。

もっとも、今述べた議論は説明不十分なところがある。外因性の意欲低下状態は、器質性の欠陥症状としてもみられるし、軽い意識混濁に伴われて臨床像の前景を蔽うこともあるが、それ以外に、意識混濁なしに、しかも機能性で可逆性をもった精神状態としてもありうる。意識混濁を探し出せなければ、すべて回復不能の欠陥状態という考え方は正しくない。ただ私がここで言いたいのは、意識混濁が伴われていれば、そこにある意欲低下状態は容易に回復する性質を持つし、逆に意識混濁がなければ回復困難な器質性欠陥症状である可能性もあるということである。もちろん器質性欠陥症状としての意欲低下状態の人が、その上に合併として意識障害を持つことはありうるし、また器質性欠陥症状と一口で呼ばれるものも、長期間の忍耐強い働きかけで改善がありうる。

細かい議論はさておき、強い寡動状態——意欲低下、自発性減退、関心低下、無欲、昏迷など——の時には、意識混濁がかくされていないかどうか、一度は考慮を払ってほしい。

㈣　心因性の意識喪失や昏迷

心理的な衝撃が直接の契機になって生じる意識喪失や昏迷がある。ヒステリー性失神、ヒステリー性昏迷と呼ばれるものである。今日ではこのような原始的な心因反応は少なくなった。私達の病院で、一年に一人あるいは二人みるかみないかである。経過をみれば容易に診断ができるし、横断面でも病像に種々の特徴があるから、一般にはそれほど鑑別に苦労することはない。しかし、時には誤診して治療方針を誤ることがある。

ヒステリー性の失神には、医師はよくその現場にでくわす。ヒステリー性現象そのものが、治療者への訴えの変形でもあるのだから当然である。その時、器質性の昏睡との鑑別が求められる。大抵はいくつかの情報からおおよその見当はつくのだが、医師として生死に関わる最悪の場合を常に心に留めておかねばならないから、もしや真の昏睡ではないか、生命の危険を伴うような事態では絶対にないかと自問すると、なかなかクリアな判定ができにくいことがある。角膜、睫毛反射などは活発にあるのに、刺激に対する反応があまりにもなさすぎる点、生命的機能が非常によく保たれていること、などからヒステリー性昏睡を大いに疑うのだが、医師としてはいつも、もしやという疑念にとらわれる。とくにその失神が初発であれば、確定診断がためらいがちになるのも無理はない。発病状況の詳しい検討が大きい判断資料になるし、今日ではなんといっても脳波検査が決定的な診断的根拠を提供する。ヒステリー性失神では徐波はないか、あっても極くわずかである。それに匹敵するような無反応の器質性昏睡なら、必ず著しい徐波化がみられるはずである。

心因性昏迷も意識障害との区別が問われる。前項で述べたように、反応が乏しいから、細かい心理的機能を追うことができないが、発病状況、経過、病像の中にあるわざとらしさ、演技的色彩などから鑑別する。今日の日常臨床では、心因性昏迷は心因性失神よりさらに一層稀である。

臨床的に問題になるのは、器質性疾患の基礎の上に心因性障害がおこる時である。器質性障害があって、その上にヒステリー性失神が加重したり、あるいは器質性の意識障害発作が心理的なきっかけで生じたりすることは珍しくない。前者の場合は丹念な診療によってその合併を確認しなければならないが、後者のときには、事態は複雑で、しばしば確定的な判断は下せないこともある。かつて私が経験した副甲状腺機能の低下症の女性でこんなことがあった。その人は甲状腺摘出術により副甲状腺も失い、低カルシウム血症とテタニー発作に長年月悩んできた。三十七歳の独身で、やはり病弱の妹との二人暮しであった。その人にテタニー発作とは別に失神発作が発現した。その失神発作は時に典型的なオピストトーヌスを伴うこともあったが、一定しなかった。血中カルシウム値との相関はみつからない。しかも、その失神発作は極めて状況依存的に発現し、たとえば病室内で他の患者とちょっとした感情の縺れがあると途端にその場でおこった。医師や看護師の目前でもよくおきた。失神中、痛覚に対する反応は全く欠落しているのに対して、筋緊張や神経反射などは活発に保たれているのが目立った。発作中の脳波はかなり高度の徐波化を示したが、この人の失神発作以外の時の脳波と大差はなかった。結局最後までこの例の失神発作がヒステリー性のものか、それとも心理的影響が引き金になるところの、テタニーと関連した意識消失発作なのか断定できなかった。

このように、器質性障害と心因性症状とをみた場合、多次元的に診断を考えることが必要であろう。しかしそれだけでなく、その多次元因子の中のどれが主役を演じているかを知らなくてはいけないのだが、それが決められないことが少なくない。

心因反応的色彩で症状が強く彩られるため、わずかな器質性症状を見逃して、ヒステリーと診断し経過を追っているうちに、紛れもない脳症状が出てきて誤診に気付くといった経験は精神科医も神経科医も稀ならずもつ。表面に立つそれらの症状の蔭に、軽くても確実な器質性精神症状を敏感につかみとることは、診断上大事である。

ヒステリー性失神やヒステリー性昏迷は今日では少ないと書いたけれども、心因性、状況因性におこる意識障害の問題として、今日新しい大きな事態がある。それは「感覚遮断」に関係している。

感覚遮断あるいは知覚遮断 sensory deprivation と呼ばれるのは、末梢から大脳皮質への様々な知覚インパルスが極端に減少した状態を意味する。たとえば暗い部屋に一人で置かれ、視覚的、聴覚的刺激が極度に少ない状況や、絶対安静を強いられ、かつ目隠しをされている状態などである。これに類する状況は近年人類の生活の中に種々の極限状況として、その種類を増してきている。直線の高速道路を夜間一人で運転している時、極地や砂漠での単独行、海洋での遭難孤立、深夜の立哨、一人乗りジェットパイロットなどなど。医療の面でいえば、両眼手術後の安静時や、整形外科手術後の全身ギプス内での不動期、外科手術後のＩＣＵへの隔離などなど。

感覚遮断が今ここで問題になるのは、このような状況下で不安が生じ幻覚が現われ、遂には錯乱してせん妄状態にまで至りうるからである。感覚遮断とそれによって生じるせん妄は、これまで述べてきたいわゆる心因性反応というよりも、むしろ大脳生理学的な現象というべきであろうが、ともかくその人を取り囲む状況に本質的な要因があって生じるのである。その意味で非器質性といえる。私達が今問題にしている文脈でいえば、ある人にせん妄をみた時、感覚遮断的状況の関与についても検討すべきであるということになる。つまりこの場合は、意識障害の鑑別というのではなく、その成因についての追求である。たとえば白内障の治療で入院した老人が、夜間せん妄を呈した。そのせん妄の原因として、脳疾患（動脈硬化症など）や身体疾患（心肺疾患など）による症状精神病を考えると同時に、感覚遮断的因子をも検討しなくてはならない。もちろん、これらの因子が重なり合って、多因子的に働いてせん妄を引きおこす場合もあろうし、その中の一つが主な原因をなしている場合もあろう。いずれにせよ、それらの要因をできるだけ正確に把握して、治療的、予防的に、除去できる要因から除去することが大切である。

このような感覚遮断的状況を注意してつくらないようにすることが、せん妄の予防にとって意味がある。適当な、快的な刺激を時宜に応じて与えること、とくに人間関係を中心とした働きかけを常に心がけることが重要である。白くて清潔だが、飾りもない部屋に一人で臥床させ夜も真暗にして完全な静寂を保つといった考え方は、ややもすると機械的にすぎ、病者に対して必要な刺激をも奪ってしまいかねない。このような考え方が有効に生きるためには、過不足のない人間的接触や病者の好む適当な刺激を準備する配慮が同時になされるべきである。

(五) 認知症と意識障害の鑑別

認知症と意識障害は、それぞれ別種の、明白に区別することのできる臨床症状である、とふつうには考えられる。たしかに大部分の場合にはそうである。認知症は慢性の器質性の、固定的な、知的能力の低下状態であり、意識障害は急性の機能性の、可逆性の、精神機能全般の低下状態である。歩きまわり、ふつうに素早い注意を周囲に配り、他人のことに節介をやき、テレビに打ち興じ、時に怒りっぽかったり、多幸的であったりする認知症の人と、刺激がなければベッドに横たわってウトウトし、あるいはまとまらない行動をしたり、部屋をまちがえたりする意識障害の人とは、定型的な場合は臨床的に容易に区別がつく。しかし、臨床の実際場面でこの両者の鑑別がむずかしい場合が時にある。そのむずかしさは、今まで述べてきたいくつかの類似状態との場合に比べて優るとも劣らない。しかも今日医療技術の発達に伴い、脳に強い侵襲を受けている人が生存し続けられるようになったし、また脳への新しい様々な侵襲が増しているため、この問題が一層臨床上緊要になってきている。認知症との鑑別が問題になるような意識障害とはどんな場合であろうか。

第一は、認知症のある人に意識障害が加わった場合である。この時、目の前にある状態のどこまでが認知症の症状であり、どこからが意識障害であるのかの判別が非常にむずかしい。中等度以上に重い認知症に意識障害が加わると、もう起きることも立つこともできず、病者は終日ベッドに寝たまま、眠るでもなく覚めるでもなく、食事も自らはできず、大小便も失禁する。こちらの質問はほとんど理解せず、時に発する言葉は断片的で、まとまった思考を示さない。この状態は認知症老人で稀ならずみられるものである。この時、認知症がさらに進行したのか、それとも認知症は今までと同じだが、ただ意識混濁が重なって現われたのかの判断が、治療上も予後の見通しを立てる上でも必要となる。しかしその判断がむずかしい。とくに重畳している意識混濁の程度の判定が至難であり、時に不可能でさえある。昔からこういう状態の把握に多くの人が難儀したとみえ、ドイツでもまどろみ認知症 Schlummerdemenz という名称がある。さらに、今述べている病像を植物人間や失外套症状群、あるいは無動性無言などと安易に診断する人がいるが、初心者のおかしやすい誤りである。もちろん、認知症患者に意識混濁が重なって現われるということは、それだけで重篤な事態であり、予後不良の場合が少なくない。しかし一方、意識混濁自体は常に可逆的なものであり、またちょっとした身体機能の低下でも生じうることがあるから、意識混濁の原因を的確につかまえて、それへ正しい処置をすることによって、また元気なもとの状態（認知症はあっても）にもどすことができる。そのために、意識混濁の分別的把握がこの場合に求められるのである。

軽度あるいは中等度の認知症の人に意識混濁が重なった場合も、うっかりすると状態の把握で誤ちをおかす。「ウチのおじいちゃん、二、三年前から忘れっぽくなり、カドがとれてノンキで頼りなくなっていたが、数日前から急にボケがひどくなった。忘れっぽさが急に強くなり、先刻食事したのに忘れて、まだ食べていないという。便所をまちがえたり、夜起き出したりして困る」などといって家族が老人を外来に連れてくる。かなり重い認知症であろうと判断されて、これでは家族看護は無理だから入院した方がよいということになってしまう——といった症例は時々ある。よく診ると、その人の認知症はそれほど強くなく、日常生活に全く困らない程度でしかない。しかし、老人は病院生活に慣れ、時たまの家族の面会を愉しみにして、毎日陽なたぼっこをして屈託がない。きくと「今さら私が家へ帰っても若い者が大変だろうから……」と自ら退院をあきらめている。これは初診時の状態像診断の不十分さと、その後の診察の不十分さからおこった、一種の医療過誤というべきであろう。一人の老人の意識混濁を見逃して、認知症を重症と誤断したことが、長期入院への道をつくってしまったのである。

一般に軽度あるいは中等度の認知症に意識障害が加わる時、認知症が重くみえる。重い認知症と判定されやすい。この両者が合併している時、その両者の程度をそれぞれに見分けるのは、理論的に考えても無理な部分があるのかも知れない。認知症といい、意識障害といっても、そこにあるものは脳の機能の不全、低下状態である。私達の目の前にいる病者が示す状態は、一つの全体としての衰えた精神機能である。現象面の中に、認知症による障害部分と意識障害による障害部分とが、別々にモザイクのように組み合わさっているのでもなければ、水の上に油がのっているように、単純に重ね合わさっているのでもない。認知症と呼ばれる低下した神経活動が、さらに加わった意識障害と呼ばれる全体障害によって、一層低下するのである。認知症を呈するような損傷された脳が、意識障害を引きおこす侵襲によって、さらにその働きが鈍るのである。そうであってみれば、本来、どこまでが認知症症状、どこからが意識障害の症状などと、図式的に分けられるものではないであろう。しかし、臨床的な要請はそれでもなお、回復可能性の高い部分と少ない部分とを分けて知りたいと求める。そしてそのような自覚を私達が確固としてもっていれば、たとえ一義的、決定的にはその分別が不可能であるにしても、ある程度までは識別できるのである。少なくとも、認知症の状態か、意識障害が加わった状態かといった粗い判断は初心者でもそれほどむずかしくはない。

意識障害と認知症との重なりの問題に属するのであろうが、臨床上判断に苦しめられる場合として、急性期から慢性期への移行の状態がある。健忘症状群との鑑別の項（第四章㈠）でも同性質の問題を論じたが、臨床的に直面する機会が多いので繰り返しを恐れず説明したい。

たとえば卒中発作をおこして倒れる。数日間昏睡を続け、しかし幸い危機をのりきって次第に意識が回復してくる。その時期で、そこに見られる精神機能低下が、すべて意識障害であって、なお完全な回復まで向かうのか、あるいは認知症症状として固定してしまうのかという問題がおこる。頭部外傷や、急性脳炎の回復期にも同じ問いが生じる。このような場合にも、どこまでが意識障害で、どこからが認知症なのかを知りたいが、明白に知るのはむずかしい。何カ月にもわたって精神機能の不全状態が続く。そして、極めて徐々に薄紙を剝ぐように軽くなっていく。が、すっかり元通りにはなっていない。無欲状であったり、健忘症状群の形をとったり、人格変化の形をとったりする。これを認知症の出現ととらえるべきなのか、それともなお遷延している意識障害ととらえるべきなのか。臨床的に截然とは決められない。正直のところ、実際に見分け困難な現象を、無理して分けてみたところで誤りが多くなるだけのことである。かえって危険である。両方の可能性を保留しながら、精細な観察を続けることが最もよい。可能なかぎりの治療と看護をしながら。

このような精神機能低下を、認知症とするか意識障害とするか、苦心して議論する必要はない――という意見はあろう。ちょうど、最軽度の意識混濁を問題にした時にも、そしてまた、記憶力低下や感情興奮時の意識の問題を考察したときにもあったのと同じ意見である。

回復可能性、不能性という性質を除けば、意識障害と認知症との間に本質的な区別は臨床的に一体あるのか。それがほとんどないのなら、両者に対してむずかしい議論は無用である――という考えは確かにもっともである。その上、可逆性、回復不能性といっても問題がある。私も、認知症と呼ばれる状態が、全く可逆性をもたないとは考えない。ある程度の、稀にはかなりの回復を示すことがあることを認める。しかし、それにしても臨床の実際で、回復可能性の非常に高い精神機能障害と、回復可能性が格段と低いそれとがあることは歴然とした事実である。意識障害がどんどん悪化すると昏睡になるが、認知症がどんどん進行すると人格崩壊がすすむ。昏睡という形にそのままつながるわけではない。このように、この二つの事態は、変化した場合、その行きつく先が、ふつう全く別物である。この両者を本質的に別のものとして区別することは、臨床的に意味がある（変化方向のちがいとする）。

ヴィークの通過症状群は、急性と慢性の間の移行期の現象を取り扱っている。つまり「意識混濁のないかつ回復可能の症状群」ということで、急性の意識障害から次第に回復していく時期の精神症状をとりあげ、現象型として、健忘型、情動型、幻覚型、妄想型、自発性欠如型を指摘した。ヴィークの通過症状群は、たしかに急性状態からの回復期や、意識障害の前段階などで問題になる状態に対して新しい見方をもち出したわけであるが、認知症と重なった時や、意識障害から認知症状態に移行していく時期では、うまく使えない。

意識混濁と認知症をめぐる第二の問題は、軽い意識混濁と軽い認知症の鑑別である。意識障害と認知症はそれぞれの軽度の時、紛らわしい病像を示す。紛らわしいというより、あるいは横断面では鑑別不能であるかも知れない。というのは、意識障害にせよ認知症にせよ、侵襲が極く軽い場合には、精神機能の低下は多少とも部分的でありうる。かつまた極く軽い機能の障害というものは、それを病的ととるかどうかさえ議論になる。そんなわけで、軽い場合には意識障害か認知症かをみきわめるのに、時に立ち往生してしまう。シュナイダー K. Schneider は意識障害の前段階にも認知症の前段階にも人格の尖鋭化 Zuspitzung der Persönlichkeit と呼ぶべき状態があると述べているが、それも今問題にしている臨床領域での一つの成果である。軽い意識障害と軽い認知症の鑑別にはどこに目をつけたらよいか。経時的に観察して症状の動揺性をみ、回復可能性を確かめれば確認できる。しかし横断面での判断はどうするか。軽い意識混濁の診断として、思考の散乱、いいまちがい、了解のわるさなどを既述したが、これらの症状は軽い認知症にもみられる。感情や意欲の異常にしても、認知症で同じようにみられる。だからこれらの標識だけからでは、軽い認知症と軽い意識混濁を区別できない。もっとも思考の散乱傾向は、軽い意識障害でおこるが、認知症でそれが生じるのは中等度以上の認知症であって、軽い認知症ではあまりみられない、ということはいえる。これらの症状をあえて注意の障害というなら、注意の障害は意識混濁に早くからより目立ち、認知症ではそれほどではない。

意識障害と認知症の鑑別について島薗も早くから注目しているが、彼は次のように述べた。「痴呆（認知症）においては高次の機能、殊に知的な機能が強く障害されている割には、低次の機能は比較的よく保たれる。たとえば、計算とか複雑な事柄の判断などの知的能力は著しく低下している割には、単純な外界の把握や感情の動き、自発的な行動は一見常人とちがわないほどによくできる。すなわち、意識混濁においては、機能の単純なものから複雑なものへの障害の程度が比較的漸進的な傾斜をもっているのに対して、痴呆（認知症）においてはある限界で急激に機能の低下を示すのである」。島薗のこの見解は、意識障害か認知症かの鑑別に迷う時、知っていて有用な視角を提供する。高次機能と低次機能の障害の落差はもちろん比較的、相対的なものであるから、なかなか絶対的な鑑別指標にはなりにくいが、このような観点から今自分の前にいる病者の精神状態を把握しようと努めることは、問題の理解に一歩も二歩も近づく。

軽い意識障害と軽い認知症を鑑別する際の目のつけ所の一つとして、私は今まで繰り返して病識の問題を指摘してきた。既に第二章㈦において、意識混濁の臨床的特徴としてこのことは述べた。繰り返しになるが、軽い意識混濁でも、病者はおどろくほど自己の精神機能不全に気付かない。それ故、自分から積極的にその点を訴えてくることはまずない。それに対して、認知症の人では重症では別として、軽い場合には、「忘れっぽい」「頭がわるくなった」と自ら訴える人が多い。この点、意識障害と認知症とを分ける大きなちがいのように私は思う。もちろん軽い認知症の人で全く自分の状態がわからず、自分の認知症に気付かない場合もある。したがって、自覚がなければ意識障害だとはいえないが、自覚があれば意識障害ではない（あるいは病識があれば認知症である）という定式は一応認めてよいように思う。もっともこの点については、より精緻な精神病理学的研究がおこなわれなくてはならないと考えている。(補遺)

ともあれ、意識混濁は認知症と見誤られやすい。「今までしっかりしていたウチの年寄りが近頃めっきり忘れっぽくなり、ボケてしまった。言うことがおかしい」といって外来に連れられてくる。そして前述した、意識障害を併発した老人と同じように処遇されてしまう。少しそのつもりになって現症をみ、結論できないにしても意識障害をも疑い、よく経過をみれば、それが健康老人におこった遷延した軽いせん妄状態であることがわかるであろう。家族によく説明して家庭での世話を上手に指導してやれば、入院しなくても二、三週間後には全く元通りのしっかりした老人にもどる。意識障害をおこすような原因を早くみつけて、その治療を適正にすることが大切である。「老年認知症の初期症状は強心剤で治せる」という幻惑的な言葉を、私は友人の西ドイツの女医さんから最近きいた。それはいささか偏した主張であるけれども、とくに老人の、意識障害と認知症の問題、そして意識障害なら原因となる身体条件（実際に血圧低下や心肺機能障害であることが多い）を治療することで治しうるという、みのがされやすい事実を端的に衝いた言葉ではある。

㈤の【補遺】

意識障害と認知症の鑑別点のひとつとして、自己認識（病識）の有無をあげた。すなわち、意識障害では障害の程度が軽くても患者が自分の精神機能低下を自覚できず、認知症では軽い状態では自分の精神機能の不全を自覚できることが少なくない、と述べた（第二章(七)も参照）。これに対して神田橋はより細かく意識障害時の「病識」を追求している（神田橋條治・追補 精神科診断面接のコツ　岩崎学術出版　東京　一九九四）。

神田橋は軽い意識障害の人の前に立ち、目を合わせ、名前を呼ぶなどして注意を賦活しておいて、その上で「時々ぼんやりすることはありますか」ときく。すると大抵の患者は「はい」と答えて直前の精神機能低下を認めるという。意識障害が絶えず動揺していることと、刺激によって意識障害が一時的に軽くなること、を巧みに利用して、患者の認知機能を確めた鋭い手法である。

認知症との比較において意識障害では自分の精神機能低下を目覚しにくいということは、私のように静的《スタティック》にみる限り間違っていないと思うし、またそうしなければ鑑別に使えないと思うけれども、神田橋のみるように、その中でのさらにダイナミックな細かい事実の発見が必要なのであろう。そしてそのレベルで新たに鑑別点がみつかるなら、それがより正しい認識に至る道を切り拓くことになるのだろう。

神田橋はこの他、軽い意識障害の把え方として、時間経過の認知のわるさ（面接をはじめて十五分くらい経ったところで、その経過時間の見当を尋ねる）、他からの影響の受けやすさなどを指摘している。炯眼である。

第五章　過去の意識障害

――ヒストリーで意識障害をいかにつかむか――

(一) 過ぎ去った意識障害のエピソード

患者や家族から病歴をきいている時、過去にあった意識障害のエピソードをそれとして明確に把握することが大事である。つまり、過去のある時期のことについて、「あの時はおかしかった」とか「あの頃ぼんやりしていた」とかきいた時、それが精神医学的にいかなる状態であったのか、まちがいなく意識障害だったのかどうかを、確かめねばならない。このことは、一つはてんかんを診断する時に欠かせない重要な作業であるし、二つには現在症としての精神状態の判定に必要な情報収集作業である。

てんかんという病気は、意識喪失あるいは意識変化が突然に現われて短時間のうちに消えてしまう。しかも重症例は別として、大部分のてんかん者では発作は一カ月に一回とか、一年に何回とかいう頻度である。したがって、私達診断者の目前で発作がおこることは稀である。てんかん発作の現場に居合わせるという機会は滅多にない。その病者のてんかん発作をただの一度も目撃せずに、つまり肝心の症状を直接診ることなしに、私達はてんかんを診断する。診断せざるをえない。そのためには、既往の発作が確実にてんかん発作であったかどうかを、正確にききとり、判断しなくてはならない。意識消失あるいは意識変容（もうろう状態など）のエピソードは、患者自身は記憶にないから、その発作の時に現場に居合わせた人から話をきくことになる。多くは家族である。

また、過去のエピソードが果して意識障害であったのか、そうでなかったのかを確実に知ることは、現在症と併せ考えて疾病の診断を考える上で重要である。目の前にいる無欲状の人、抑うつ的な人、認知症のある人、あるいは意識の混濁している人が、以前にもある異常状態を示したことがわかった時、その過去のエピソードがいかなる性質のものであったかを正確に知ることは大事である。それがまちがいなく意識障害のエピソードであった場合、あるいはそうでなかった場合では、現在の精神症状の本質を考える上で、考察の範囲が大きく異なってくる。

(二) 家族〈周囲の人〉から意識障害をききとる

過去の精神的エピソードが意識障害であったかどうかを見究めることは、既に詳述したような現在症の中に意識障害を見分ける作業を、情報提供者の目を通じておこなうことである。つまり意識障害についての知識をよく知っていて、それを実際に病者のエピソードに立ち合った人に質問して、その人を通じてその時の状態をよみとるわけである。

過去のエピソードの時、患者の側にいて、その状態をみていた人から、その時の様子をきくのは、既往歴のとり方の基本である。その際、大事なことは、自分がそこに居合わせたら何をみようとし、何を知ろうとするかという観点をはっきり意識しながら質問すること、相手はふつう医学的知識になじみのない一般人であるから、わかりやすい言葉を使って、実際にその人がその場で体験したことを素直にきき出すよう努めることの二点である。側にいたのなら誰でも気付くにちがいないような点を上手に、平易な言葉で問うのがよい。医学的訓練をつんでいないとわからないような所見を訊いても、その答はあまりあてにできない。もちろん周囲の人は、たとえば突然の意識消失発作などの時には、驚きあわてふためいて、患者の状態自体を詳しく見ていないことも多い。それでも、その時倒れたか倒れなかったか、バタンと倒れたか、くずれるようにうずくまったか、目を吊りあげていたかいなかったか、体をガタガタふるわせたかどうか――などといった大きな状態の異常はみているものである。何か叫んだかどうか、あとで失禁していなかったかどうかなども、そうである。

側にいた人にとって、あわてていても強く印象に残るにちがいないような現象をこちらで選択して問うのがよい。あわてていても、その時点でその人はいろいろな体験をしているはずである。あわてているということは、むしろ印象が強いということでさえある。その当時のことを患者のことにしろ臨場者自身の心の動きにしろ、いろいろなことを印象づけられ、記憶しているはずである。その中から、状態診断に必要な事項を、医師の方で巧みに切り出すことが求められる。そのためには、それぞれの意識障害の現象像を、あらかじめ私達が頭にいれておかねばならない。てんかんの大発作ではどんな症状が順々に現われるか、小発作の時は意識喪失時どんな現象がおこりやすいか、てんかん性精神運動発作では患者はどんな行動異常を示すことが多いか、肝脳疾患のもうろう状態はふつうどんな臨床像と経過をとるか、低血糖性昏睡はどんな時間帯におこりやすく、またその時の精神症状の特徴はどうか、老人によくみられる夜間せん妄が家庭内で生じた時、どんな異常行動としてみられやすいか、周期性傾眠症の時はどんな特色が経過と症状にあるか――などなどを知っておく必要がある。こう書くと、これは大変だ、器質性精神病の各論をすべて丸暗記していなくては駄目なのか、と思われるかも知れないが、そんな必要は毛頭ない。重要ないくつかの場合（たとえば今具体名をあげたものぐらい。さらに追加したとしても、十指程度の数である）をきちんと知っていればよい。

それらを知っていて、それに即した情報を手に入れるよう、家族に質問するのである。

知識が不十分な初心者が家族からきき出しても、得られた情報からは、ただ「何かおかしい、ふだんとちがった状態を、一過性に示した」といった程度の内容しかわからない。それでは家族がせっかく医師という専門職の所へ依頼にきた意味がない。家族は意外によく事態をみ、知っているのである。しかし、家族は医師から問われたことが大事だと思って、問われないことは黙してしまう。家族の記憶の中からいかに重要な情報を引き出せるかは、大部分は医師の側の能力による。初心者はよく「この家族は病人のことをよく観察していない。話がわからない」という。そのような家族もいないわけではないが、むしろ大抵の場合は、それをいう診察者の方の無能を告白している。

知識を持てといったが、それは本を読んで丸暗記した知識では不十分である。知識として知ることが一面では必要だが、より大事なことは、そのような例を実際に自分でみて識っておくことである。みておぼえることが、自分の頭の中にその状態を一つの範例として、一つの全体像として、一つのパターンとしてつかんでおくことになる。臨床医学では、常にある全体を相手にしなければならない。そのために、このような把握が臨床をやる上で欠かせない自己教育である。だから、初心者のうちに臨床の場で、なるべく多くの機会を自ら求めて、様々な状態像に接し、識ることが大事である。それを、それぞれの一範例として個々の症状に分解してでなく、それぞれある全体として記憶に刻印しておくこと、そして目前にある状態を把握する時にも、過去のエピソードを表象する時にも、それらと照合することが臨床的営為である。もちろん、新しい場面にぶつかった時、自分が既に抱いている範例を常に修正しうるだけの柔軟な精神力、自己批判力を持っていなくてはならない。既成の観念に事実を押し込むのではなく、事実によって既成の観念を訂正するのである。それによって、自分自身の中にもつ多くの状態像類型をそれぞれに幅をもたせながら、しかし中心点をそらさず、次第に豊かに正しく精錬していけるのである。

てんかん発作の時の周囲の人からの情報で、いつもあてにならないのは発作の持続時間である。大抵、長く答える。五、六分間、ガタガタ全身をふるわせていたとか、一〇分間も意識がなかったとかいう。これは突然の異常事態に周章狼狽し、その間の時間的経過を家族自身が長く体験するからである。むしろその間、家族が何をしたかを問う方がよい。

たとえば、医師に電話をかけて来診を乞うて部屋にもどったら、すでに患者はキョトキョトしていたとか、駅で倒れてすぐまわりの人達によって駅長室に運ばれたが、運ばれる途中で気がついたとか、具体的なその間の経緯を知ることによって、発作の持続時間をより正確に推定できる。

(三) 患者自身から過去の意識障害をきく

過去に経過した意識障害のエピソードについて、病者自身から聞き出せる情報は一般に多くない。意識障害があれば、その間のことについて当然健忘を残しているから、本人にきいてもその間のことはわかりようがない。しかし、過去の意識障害について病者から直接きかねばならぬ大事なことが二、三ある。

一つは、そのような意識障害のエピソードがあったこと自体を病者が知っているかどうか。言いかえれば、自分が記憶のない時期をもったことを知っているかどうか。現在の精神状態が全く健常であり、かつ、そのエピソードが意識障害であったのなら、必ずいまの問いには肯定してくれる。すなわち、その期間のことは全く覚えがないが、そういう覚えのない期間を自分自身が体験したという事実は認識している。ちょうど数分間ウトウト眠って、醒めたあと、眠った間のことは皆目わからないが居眠りをしたこと自体は明瞭に自覚するのと同じである。この答によって、現在の精神状態が健常なら、かつてのエピソードが意識障害であった可能性は極めて高い。

また、意識障害のエピソードに入る時、あるいは出た時の心理状態を本人から詳しく教えてもらうことが大切である。てんかんの前兆や、せん妄状態の前の誘因などがそれによって明らかになる。意識障害に前駆する頭痛とか吐き気とか空腹とか不眠とか疲労とか、あるいは心労などは、患者からよく聞き出さねばならない。意識障害から醒めた時、何を感じたか、何を考えたかを訊く。自分の居場所がわからず、自分の寝かされて看病されている理由がわからず、多くの場合は不審に思って周囲の人に尋ね、話をきいて事態の推移を知る。その時点で、なお意識が完全に正常にもどっていなければ、そのような反応を自分がもったことを、時間が経つと再び忘れてしまう。本人からの情報と周囲の人からの情報をつき合わせることで、意識障害の醒め方の様子がわかる。

意識障害のあった期間のことは強い健忘を残すが、意識混濁が軽ければ部分的に思い出せることもある（不完全健忘）。患者がどの程度意識障害の間のことを思い出せるか訊くことによって、その意識障害の深さを知ることができる。そのために周囲の人から当時の患者の状態、反応、周囲とのやりとりなどの情報を得ていて、それを用いて思い出せるかどうか検査するのがよい。記憶がないといっても、「背中に針を刺して検査されたのを覚えていない？」とか「無二の親友が遠方から見舞にきてくれたのは、全く思い出せない？」という風にきいてみると、「ああ、そう言われれば、ぼんやりと思い出せます」と答えてくれることがある。そのような作業を丁寧におこなって、当時の意識障害の強さや動揺を詳しく知ることができる。一般的にいえば、意識障害時には、かなりの精神活動が存在していても、あとになってきれいに忘れ去られていることが多い。その時点での精神活動に比べて記憶の方がより強く侵される。しかし、そう判断する前に今述べたような検索をおこなわなくてはならない（補遺）。

患者本人から意識障害の過去のエピソードについてきく際、注意すべきことがある。本来自分の記憶になかったことを、その後に家族から「あの時お前はこうだった、ああだった」と話をきかされて覚えてしまい、それを自分の本来の記憶の如くに質問者に答えることがある。診察者がこの辺をきちんと分けて聞きとるようにしないと、得られた情報は無用どころか、全体の判断に有害に働く。

臨床上、特別に大事なのはてんかんの小発作の聞きとり方である。一、二秒の間の小発作の意識喪失は、まわりからはうっかりすると気付かれないこともある。患者によく尋ねないと、診断から洩れてしまう。患者は時には大した問題ではないと思いこんでいて、医師に報告してくれない。倒れるわけではないし、日常生活に大きな支障を来すわけでもない。ちょっとしためまいや立ちくらみぐらいに考えて医師から尋ねられなければ黙っている。医師の側できかなくてはいけない。たとえばこんな風に。「ほんの一瞬、『おや、今自分はどうしたのかな？』と思うことはないか？」あるいは「誰かと話していて、『あれ、今何を話していたのだったかな？』と思うことは？」、あるいはもっと端的に、「意識がフッと一瞬途切れ、すぐ気が付いてあとまた何でもなくなる、というようなことがない？」など。てんかんの疑いのある子どもやけいれん発作をもつ人には、同時に小発作があったかどうか、常にそのつもりで問診することは治療上必要である。

ヒストリーから意識障害をつかむ時には、当然、誘導尋問的にならないように注意すべきである。家族や周囲の人から聞きとるにしても、患者から聞くにしても、相手からとる情報が歪まないよう心しなくてはならぬ。意識障害に限ったことではないが、問診者の強引さと短慮と焦りが、相手からの答を歪め、それを問診者が誤って受けとってしまう。家族にせよ病者にせよ、何かを質問されてその答がうまくみつからない時、えてして問診者の考えに同調しがちである。まして問診者が威張っていて、性急で、大声で答を促すような時、しばしばこの往きちがいが生じる。往きちがいというより、この場合は問診者に責任がある。問診者は常に柔軟に、自己批判的に、自分と対者との関係をみつめ、相手の答の質を測らねばならない。決して我田引水的に相手の答の中の、自分に都合のよい部分のみをむしりとって、自分の既成観念を補強するような作業をおこなってはならない。

㈢の【補遺】

意識障害には記憶障害が伴われるのは確かであるし、意識障害の間のことに完全あるいは不完全健忘を残すということも一般的にいってよい。しかしそういって意識障害とその間の記憶の問題をすべてすませてしまうには、事実はずっと奥深い。たとえば次のようなことがある。

意識障害が次第に軽くなっている時期に記憶を調べてみると、二通りの場合があることに気付く。

ひとつは同じく意識障害の中にいた前日のことを、なお今も意識障害状態において、ある程度想起できる場合がある。そして数日後すっかり意識が回復したあとになってその間のことを全く記憶していない例。ヒステリー性の二重人格の記憶のパターンを思い出させる（もちろんその記憶量だけからいっても、二重人格と比べて論じるようなことではないのだが）。

他のひとつは、意識障害の中にあって、その前日の（やはり意識障害状態での）出来事を全く想起できないのに、意識障害からすっかり脱却したあとには、当時想起できなかった事柄を想い出せる、という例である。

意識障害時の記憶能力と、想起する時点の意識状態との関連、記銘する力と想起する能力の意識障害時におけるズレの問題など、検討されるべきことがまだまだ残されているのだろう。「意識障害は健忘的」と一律にいってすますわけにはいかないようである。

第六章　ふたたび病者と向かい合って、あるいはその傍《かたわ》らで

(一)　意識障害を診わけてから
――原因の探索と治療、看護――

意識障害が把握できれば、その原因を発見し、治療への道を歩むことになる。はじめにも書いたように、症状の把握と治療とは順次に別々のものとしておこなわれるものではなく、常に相互的にいきつもどりつしながら、より正しくいうなら、螺旋状に常にこの両者を含みながら進展していく。それにまちがいはないが、意識障害が一応確認できれば、急いでその原因疾患なり発現因子なりを見つけ出すことに最大の努力が傾けられる。その際には身体医学の全領域が関わってくる。必要に応じて臨床医学各分野の専門家の力をかりなくてはならない。既に診断のついた身体疾患をもつ患者に意識障害の発現をみたら、原因としてその既知の身体疾患の悪化、あるいはそれによる二次的な身体条件の変化が追求の的となる。原因がわかり、それへの有効な治療法があるなら、意識障害は早晩回復する。意識障害自体にそれほど驚くことはない。ただ意識障害は、要するに何らかの有害作用が脳を侵襲している証拠であるから、軽視することは無論できない。しかも意識障害が長く続くと、水分、栄養の摂取、排尿便の問題がすぐおこってくる。身体的条件をさらに悪くするし、合併症を起こしやすくする。可及的速やかに原因を除去して、意識障害の回復をはかるべきである。

意識障害の原因として、今日の医療で見落せないものに、医薬品がある。身体疾患のために医師にかかり、治療を受けている人が意識障害をおこした時、原因の一つとして、現在その人に使用されている薬剤を検討してほしい。ふつう副作用として流布されていなくても、また使用量も常用量以内であっても、一応はすべての薬剤について、あらためて検討を加えるべきである。身体疾患があると薬への反応が異なることもありうるし、また老人や脳器質損傷のある場合には脳の反応予備能力が減っているから、思わぬ薬が意識障害をおこす。ありふれた、かつあたりまえの量の睡眠薬や鎮静剤、精神安定剤などがせん妄の原因となりうる。その上、今日のわが国では、あちこちの医療機関に同時にかかり幾種類もの投薬を受けている人が少なくない。他の医師から処方されている薬を併せて知らないと十分な検討はできないことになる。

　意識障害の治療は、今述べた原因除去が第一である。次いで特別な場合に、意識障害に対して対症的療法が必要となる。それは主として興奮が強いせん妄の時であって、興奮を抑えないと、原因疾患の追求も治療もできないことがあるので、止むをえない。フェノチアジン系薬物（クロルプロマジンなど）を私はよく使う。しかし、この薬は心肺機能にも抑制的に働くから少量から注意深く用いねばならない。

　意識障害をもつ人々の医療で、さらに必要なのは、精神（科）的対応（あえて精神療法的対応とはいわない）である。器質性精神病に対しては、非器質性の精神障害（内因性精神病や神経症）に対するほどに心理的、精神的配慮が問題にされてこなかった。臨床医の関心も浅かった。意識障害は外因によって生じ、脳の神経生理学的基盤と密着した現象だから、心理学的レベルの影響はあまり意味がない、と一般に考えられてきた。それに生命の危機である意識障害の時、心理的な問題より何よりも、生命を救うことが第一義的である、というのもわかりやすい道理である。しかし、この傾向が意識障害全般まで拡げられている現状は反省されるべきである。神経生理学的事象といっても、感覚遮断（一三九－一四一頁）といった問題も近年明らかにされてきた。意識障害者に対して、もっと精神（科）的な対応がなされる必要がある。せん妄への忍耐強い応待、混濁している人の苦しいところを根気強く撫でさすってやること、親しい家族や看護者による快い会話などが、意識混濁の深まるのを防ぎ、せん妄の激化を抑えることはよく経験する。さらに、どんな心理的、精神的作用が意識障害者に影響を与えるか、その影響の程度は果してどのくらい大きいのか大きくないのか、などのより詳しい知識は器質性精神病をめぐる臨床精神医学的研究として、なお私達の前に残されている。

(二)　意識障害を診わけるために
——意識障害のない器質性精神病像——

この本で、私は意識障害をあまりにも述べすぎたかも知れない。精神機能の低下状態を意識障害の方へ引き寄せすぎて説明した嫌《きらい》がある。精神病像の鑑別のところでも、重点が意識障害の方に偏り過ぎたかも知れない。意識障害を何とか見定めたいという意図が強すぎたためそうなったのだが、もしそのように理解されたとすると、臨床作業をする際に、一方に偏した知識を与えたことになろう。たとえば意識障害がなければ、そこにある精神病像は外因性ではない、つまり、すべての器質性精神病には意識障害（か、あるいは認知症）がある、と私が述べたと理解されるなら、まちがいである。意識障害（および認知症）のない器質性精神障害はいくらでもある。前頭葉症状としての意欲低下や、幻覚剤による幻覚症、アルコールコルサコフ病の健忘症状群など、特殊なものをあげるまでもない。私達の日常臨床で、向精神薬によるアカシジア（静坐不能症）は周知の如く強い不安焦躁感をもち、患者自らそれを強く自覚して訴える一種の独特の精神身体状態であるが、この時、意識混濁はない。アカシジアの時、この症状が統合失調症性の不安興奮でなく、薬による外因性の中毒症状であるという認識は、意識障害の有無によってではなく他の心理的指標による。アカシジアの診断に私が最も繁用して有用なのは、「心がイライラするのか、体がイライラするのか？」という質問であり、また患者がその苦痛を治療者に何とかして取り除いてほしいと懇願する態度である。患者はその苦痛を自分の心にとって未知のもの、外的なものと強く感じている。このように、意識障害以外の心理的特徴で、器質性、非器質性の区別をしなければならないことが他にも沢山あるし、また多くの場合、有効に区別がおこなわれている。

それにしても、意識障害を正しく見分けるためには、意識障害のない精神病像をよく知っていることがいかに大事であるか、この本を書いていて私は痛感した。意識障害のない精神病像とは、非器質性精神病の全体と、今述べたように器質性精神病の中の小さくない部分とを含む。その領域は広大である。その各々を識別するためには、現在のところ、多数のそれぞれに異なった尺度をその時々で用いねばならない。意識障害という尺度は、それらに比べれば、器質性精神病の大きな部分を切りとるのに役立つところの、大事な、比較的共通性の高い物差しといえる。しかしそれでもなお、その尺度が適用するかしないかの境界線付近においては、際会した症例に対して一つだけの物差しをもっていたのでは、いかんともなしがたい。

結局、精神医学の全領域における臨床経験をつむこと、つまり、非器質性精神病像についても、あるいは意識障害のない器質性精神病像についても、豊かな偏らない目をつくることが、意識障害を診わける目をつくることにどうしても欠かせないと思う。

参考文献

1. Bleuler, M. : Die natürliche Ordnung der verschiedenen Syndrome des akuten exogenen Reaktions-Typen. In : Akute psychische Begleiterscheinungen körperlicher Krankheiten (hrsg. von M. Bleuler, J. Willi u. H.R. Bühler), Thieme, Stuttgart（1966）
2. Daun, H. : Die Bewusstseinsverdünnung, eine besondere Form der Bewusstseinsstörung. Wien. Z. Nervenheilk., 30, 200-212（1972）
3. Freud, S.（丸井清泰訳）：精神分析入門（上）、教文社、東京（一九五二）
4. 原田憲一：症状精神病の個別的特徴性について、精神医学、一四、一〇二八—一〇三二（一九七二）
5. 原田憲一：症候学——その二、三の問題点、原田編・症状精神病、国際医書出版、東京（一九七八）
6. 大熊輝雄：夢の生理学、脳と神経、二九、一二三—一二五（一九七七）
7. Schneider, K. : Klinische Psychopathologie（9. Aufl.）Thieme, Stuttgart（1971）
8. 島薗安雄：「意識障害」をどう考えるか、最新医学、一四、三四八六—三四九一（一九五九）
9. Sullivan, H.S. : The psychiatric interview. Norton, New York（1954）
10. Wieck, H.H. : Lehrbuch der Psychiatrie. Schattauer, Stuttgart（1967）

解題

松下　正明（東京大学名誉教授）

本書は、原田憲一先生による名著『意識障害を診わける』改定版の復刻である。

初版は、昭和五十五（一九八〇）年二月に、診療新社より刊行され、平成九（一九九七）年二月に改定版が刊行された。改定版は、初版の内容はそのまま保持され、それに、本文全体に六カ所それぞれ一～二頁程度の「補遺」が追加された内容であった。その後、本書はいつのまにか絶版となった。初版から改定版までの期間の長さ、改定版の内容、その後の絶版などに関する出版社やその他の諸般の事情など、筆者には全く知るところはないが、本書は、昭和五十五年の初版刊行時以来、評価が高く、多くの精神科医に読まれ続け、文字通り洛陽の紙価を高めた書であった。筆者もかつて、座右において、何回となく読んでは学び、そして自らを省みたものである。

しかし、現在では、古書店でも購入が難しくなっており、精神科のみならず、脳神経内科、脳神経外科、意識障害を診ることのあるすべての内科系、外科系診療科の初心者、あるいは専門家が意識障害の診療において、日本での（外国でも類書をみない）最高の著書と称される本書を診療上の参考にできない不幸な状況を遺憾としてきたが、このたび、金剛出版が版権を取得し、改定版の復刻を行うことになったことは喜びに堪えない。

伝統的な精神医学において、「器質性精神病」と「症状性精神病」という二つの概念は古くから存在している。ＩＣＤ－11やＤＳＭ－５のような操作的精神疾患分類では疾患範疇名として取り上げられていないが、この二つの概念は現代の精神医学にあっても臨床的に有用な考え方として生き続けている。定義的にいえば、前者は、脳に器質的な（organic）病変が生じ、認知症や意識障害を主要な精神症状とする種々の疾患を包括した集合概念であり、後者の「症状性精神病」は、脳以外の身体疾患において意識障害を主要な精神症状とする諸疾患群の総称である。

いずれにしても、この二つの概念に含まれる疾患は、日常の精神科臨床活動（もちろん脳神経内科、脳神経外科、その他の内科系、外科系診療科における診療活動も含まれるがここでは詳しくは触れない）、診察、診断、検査、治療、看護の重要な対象となり、臨床精神医学にとって必須の疾患群とみなされる。

とりわけ、両疾患群に共通してみられる意識障害は、ごく軽微・軽度の状態から、高度の昏睡に至るまでの種々の段階がみられることに加え、幻覚妄想や気分昂揚、焦燥、興奮などの多彩な精神症状を伴うことが多く、一口に意識障害といっても、それを正確に把握、理解することは、臨床精神医学にとって豊富な経験を必要とするきわめて難しいテーマであり続けている。

本書は、器質性精神病、症状性精神病の専門家でもある精神科医の原田憲一先生（信州大学名誉教授、元東京大学教授）（以下、先生）によって著わされた名著で、先生より八年下のクラスにいた筆者は入局当時、先生より精神科臨床において懇切丁寧な指導を受けたものである。

さて、以下、本書の名著たる所以を示しておきたい。

先生によると、意識障害の病者に出会って、検査、診断、治療にあたっての基本的な姿勢は、他の精神疾患においても共通したことであるが、当初から意識障害に陥った病者をひとりの人間として理解することであるという。初めから、病者が示している精神症状が意識障害かどうか分からない状況にあって、まずは病者を人間的に理解しようとする医師の姿勢が必要であるということでもある。個性をもったひとりの人間の精神症状が意識障害とするならば、その個人が、どのような理由で意識障害を呈するようになったのか、意識障害は病者にとって何を意味するのか、あるいは意識障害を呈することによって病者にどのような人間的変化が生じているのかを理解することが大事であるという。

病者の人間的理解、病者に見られる主要な精神症状である意識障害の確認・重症度判定とその理解、その個人にとっての意識障害がもつ意味とその理解などをすべて含めて、先生は、「意識障害を診わける」と称している。

「診わける」という言葉を、字義通りに、精神科臨床における意識障害の診断基準や診断技法を知ることと単純に考えたら、おそらく先生の目指す本書の意図を皮相的に受けとめるということになるであろう。

目次をみるだけで、意識障害という臨床的には広大な領域における先生の問題意識が明らかであるが、第一章と終章の「病者と向かい合って、あるいはその傍らで」は先生らしい表現であるとともに、本書における病者を人間として理解することを主張する基底をなす。

第一章では、予断を持たないこと、器質性精神病像と非器質性精神病像の区分、一つの現象の多重の意味、関与しながらの観察、器質性精神病像をみつけることの重要さ、という意識障害を疑われる病者の診察における基本的な姿勢が示される。

予断と言えば、誰かに診察を依頼された場合、病者の精神的問題についてある程度の予想を立てることができるが、「当然事前の心づもりは病者との直接の面接によって変更されるべきである。この変更をいかに柔軟にできるかどうかが、臨床医にとって大事である。予想が予断になり、事実を目前にしても修正できないと大きな誤りを冒すことになる」（十二頁）。

「精神状態を正しく把握するためには、病者と直接会う以前の他からの情報は、むしろ少ない方がよいとさえいえる。……事前情報を意識的に過小評価することをすすめたい」（十三頁）。

（器質性精神病像と非器質性精神病像の二つの区分を）「どのようにしておこなうか。特別のことはない。ここでも精神医学的診断の原則がそのままあてはまる。病者の言葉に耳を傾けること、全身を耳にして病者のいうことをきくこと――それだけである」（十六頁）。

関与しながらの観察、その場合、関与するという刺激装置であるアンテナと観測装置であるアンテナの二つが必要であると述べ、「関与することが観察のための手段であると受けとってはいけない。観察するためには関与しなければならないのである。正しい関与をする中であらわれるものが真の病者の精神像である。……関与しながら同時に観察し、観察の結果をさらに病者と自分との関与の修正や深化に役立てる」（一二三頁）。

「病者と向かい合い、彼の精神状態の特徴を知りたいと思う時、私達自身が刺激装置であると同時に観測装置を兼ねねばならぬ」（一四頁）。

第二章では意識障害の臨床的把握として、意識障害の中心であるせん妄と夢を比較し、意識障害の動揺性・可逆性を論じる。

「意識障害はその程度が常に変動する。……一見、同様の状態にみえても、詳しく観察すれば小さい動揺がみられるのがふつうである。意識水準とは、鉢に入れた水の表面のように、一見鏡のようにみえても、こまかく注視すれば絶えず揺れ動き、たゆたう。あるいは森の中の霧のように、濃くなったり淡くなったり、常に変化し、つかまえどころがない。意識障害とはそういうものである」（七七頁）。

さらに、意識障害をつかむのに必要な心構えについて、

「意識障害は病者自身から訴えられない症状である。だからこそこちらでみつけないといけない。家にいれば家族が、病院にいるなら医師や看護師が発見してやらなければなら

ない症状である。なかでも病者に最も責任をもつ医師が、意識障害の把握に最も鋭敏でなくてはならない。しかし実際には稀ならず、家族や看護者が意識障害の発見を医師よりも的確におこなう。これは家族や看護者が医師より病者の生活の近くにおり、かつ四六時中病者の傍らにいるからである。医師の書くカルテよりも、看護日誌の記載の方が意識障害は如実に表現されていることが多い。これは看護者が病者を一人の人間としてみており、その行動をトータルのものとして病院生活の中でみているからである。医師は病者をみずに病気にのみ関心を向けがちである。意識障害に限らず、精神症状はそのような姿勢ではみえてこない」（八九～九十頁）と説く。

第三章の、意識障害の類型では、意識混濁と意識変容の二つのグループの意識障害を説明し、第四章では、意識障害と鑑別を必要とする精神病像として、記憶障害の目立つ状態、精神運動性興奮を伴う状態、著しい寡動状態、心因性の意識状態や昏迷、認知症と意識障害との鑑別を論じている。

以下、第五章、第六章（終章）と続くが、それぞれの章に、右に引用したような先生の明晰な文章が繰り広げられることになる。もうこれ以上、先生の文章を引用する必要はないであろう。これだけの文章を引用するだけで、本書がどのような内容を持ち、それらが、臨床家にとって素晴らしいメッセージになることが目に見えるからである。

しかし、終章の最後の文章だけはここに引用しておかねばならない。

「それにしても、意識障害を正しく見分けるためには、意識障害のない精神病像をよく知っていることがいかに大事であるか、この本を書いていて私は痛感した」（一八二頁）。「結局、精神医学の全領域における臨床経験をつむこと、つまり、非器質性精神病像についても、あるいは意識障害のない器質性精神病像についても、豊かな偏らない目をつくることが、意識障害を診わける目をつくることにどうしても欠かせないと思う」（一八三頁）。

筆者が、本書が名著であるとした根拠のいくつかを示したが、やはり、本当にそうであるのかどうか、本書全体を、身体で覚えさせるように、熟読してもらうことを願うものである。

なお、『意識障害を診わける』改定版（診療新社）の復刻にあたって、数カ所のケアレスミス以外は、先生の文章はまったく訂正していない。しかし、病名である「精神分裂病」「痴呆」「看護婦」は、すべて「統合失調症」「認知症」「看護師」に訂正した。本書を読んでいただきたい人は、現在第一線で活躍している臨床家だからである。

しかし、本文中に散見されるＩＣＤ－10、ＤＳＭ－Ⅳの用語については、前後の文章を訂正する必要があるので、ＩＣＤ－11、ＤＳＭ－５には修正していないことを付記する。また、本文中、専門用語のいくつかに、外国語が付記されており、それが英語であったりドイツ語であったりしているが、それらを統一することもしていない。先生が日常的に使っていた言葉をあげているからである。

令和五（二〇二三）年十月

本書は一九八〇年、診療新社より刊行された『意識障害を診わける』（改訂版　一九九七年）の再刊である。医学用語のうち、（精神）分裂病を統合失調症に、痴呆を認知症に、看護婦を看護師に改めた。明らかな誤植と思われる箇所を訂正したほか、文章や文意を損ねない範囲で若干の字句を修正している。

金剛出版編集部

原田　憲一（はらだ　けんいち）

1929年群馬県前橋市で出生。1954年東京大学医学部卒業。1955年東京大学医学部精神医学教室医員、1963年西ドイツ Max-Planck 脳研究所（フンボルト給費生）に留学（～1965年）、1968年国立武蔵療養所医長を経て、1972年信州大学医学部精神科教授、1984年東京大学医学部精神科教授に任じられた。1990年退任後、神奈川県立精神医療センター所長、1997年東邦大学医学部客員教授（～1999年）を歴任した。2022年10月逝去。

著書、論文は多数あるが、代表的著書・編著・共著としては、『器質性精神病』（1976年）、『症状精神病：身体疾患の精神症状』（1978年）、『身体疾患と精神障害』（1985年）、『医心理学：現代医療における人間心理』（1986年）、『精神症状の把握と理解』（2008年）がある。

意識障害《いしきしょうがい》を診《み》わける

2024年1月20日　印刷
2024年1月30日　発行

著　者　原田憲一
発行者　立石正信
発行所　株式会社金剛出版
〒112-0005　東京都文京区水道1-5-16
電話 03-3815-6661　振替 00120-6-34848

装幀　臼井新太郎
組版　古口正枝
印刷・製本　太平印刷社

ISBN978-4-7724-2019-8　C3047